Doutor, posso fazer uma perguntinha?

Christian Jessen

Doutor, posso fazer uma perguntinha?

As 250 perguntas mais curiosas que costumam ser feitas aos médicos fora de seus consultórios

Tradução de
Leonora Corsini

1ª edição

CIVILIZAÇÃO BRASILEIRA
Rio de Janeiro
2014

Capa
Estúdio Insólito

Revisão técnica
Dr. Antonio Macedo D'Acri

CIP-BRASIL. CATALOGAÇÃO NA PUBLICAÇÃO
SINDICATO NACIONAL DOS EDITORES DE LIVROS, RJ

Jessen, Christian, 1977-
J55d Doutor, posso fazer uma perguntinha?: As 250 perguntas mais curiosas que costumam ser feitas aos médicos fora de seus consultórios / Christian Jessen; tradução Leonora Corsini. – 1ª ed. – Rio de Janeiro: Civilização Brasileira, 2014.
308 p.; 21 cm.

Tradução de: Can I just ask?
Inclui índice
ISBN 978-85-200-1027-3

1. Medicina – Miscelânea. I. Título.

14-09447 CDD: 610
CDU: 61

EDITORA AFILIADA

Texto revisado segundo o novo Acordo Ortográfico da Língua Portuguesa.

Direitos desta edição adquiridos
EDITORA CIVILIZAÇÃO BRASILEIRA
Um selo da
EDITORA JOSÉ OLYMPIO LTDA.
Rua Argentina, 171 – Rio de Janeiro, RJ – 20921-380 – Tel.: 2585-2000

Impresso no Brasil
2014

Sumário

Introdução

Existe uma constante na prática clínica que é universalmente aceita por todos os médicos: nós nunca estamos de folga. Não quero dizer que, se alguém desmaia na rua, somos obrigados a largar tudo e sair correndo para ajudar, ou, se um passageiro doente embarca num avião, temos que necessariamente sair em seu socorro (embora, evidentemente, tenhamos esta obrigação!). Estou me referindo à vida cotidiana, às conversas do dia a dia. Encontros familiares costumam com frequência se transformar em consultórios particulares, irmãos querendo saber sobre um nódulo ou um caroço, tias atrás de informação sobre qual a melhor terapia de reposição hormonal, e avós querendo exercer sua competência em medicina indicando as melhores pílulas para controle da pressão arterial... Nas situações mais corriqueiras, basta que nossa profissão seja revelada, para que as perguntas comecem a jorrar — às dúzias, às centenas. Jantares sociais são, definitivamente, momentos especiais para isso. À medida que os comensais vão ingerindo bebidas alcoólicas, mais diretas vão ficando as perguntas — coisas que as pessoas vêm querendo perguntar há anos, mas só conseguem fazê-lo sob os efeitos liberadores de um bom vinho e de uma boa comida, e jamais nos ambientes austeros dos consultórios e clínicas.

Esse fenômeno me fez pensar. Talvez, se conseguíssemos compilar algumas dessas perguntas que são dirigidas a nós nesses momentos de folga, pudéssemos ajudar os médicos em geral a poupar parte de seu fôlego. Ou, quem sabe, tal compilação pudesse se transformar num guia de referência? Porque, afinal, a quem se pode dirigir todas essas perguntas? Você normalmente não vai agendar uma consulta com o seu cirurgião apenas para saber como funciona o seu apêndice. Talvez suas dúvidas sejam por demais ridículas e banais para merecerem o tempo e a atenção de um profissional (*É verdade que, se você engolir chiclete, ele vai ficar no seu organismo por sete anos antes de ser eliminado?*). Ou pode ser que a sua pergunta seja por demais mórbida e provoque imediatamente uma expressão de espanto (*Quando morremos ainda defecamos?*), ou absolutamente embaraçosa para ser perguntada (*Porque a minha secreção vaginal tem este cheiro estranho?*). A internet oferece uma montanha de informações, mas como saber se o site que você acessou é confiável e atualizado?

Decidi, então, fazer uma compilação das perguntas mais comuns que são corriqueiramente endereçadas aos médicos. Comecei a conversar com colegas e a fazer anotações de muitas coisas que já me perguntaram, tanto na clínica quanto fora dela. Fui vasculhar antigas correspondências e e-mails, pensei em todas as pessoas que me pararam na rua ou em festas para fazer perguntas, e procurei me lembrar de todos os jantares em que serviram bebidas alcoólicas em que estive. Cheguei a preparar montes de listas das "dez perguntas mais interessantes" e páginas com curiosidades e estatísticas para aguçar ainda mais a curiosidade do leitor.

Assim, a partir de agora você não precisará mais fazer em voz alta as perguntas mais embaraçosas e vai permitir que nós, médicos, possamos esquecer por alguns momentos nossa profissão e curtir festas e jantares sociais, livres para fofocar sobre o Fator X (e não ter que falar sobre os cromossomas X), porque estará tudo aqui disponível, cuidadosamente organizado em seções para ajudá-lo a encontrar respostas para suas charadas particulares. Desde problemas do homem e da mulher, questões sobre sexo, dietas, boa forma física, até algumas curiosidades que não se encaixavam em nenhum desses tópicos (*Posso desenvolver artrite se eu fraturar as articulações?*). Se você sofre de alguma doença ou problema de saúde e quer saber mais sobre sua condição, ou apenas deseja conhecer alguns fatos extraordinários a respeito do corpo humano, este livro é para você.

Tenho estado, também, cada vez mais consciente do considerável número de mitos que andam circulando por aí, disseminando conselhos equivocados e indicando erroneamente que tal e tal conduta irá, com certeza, melhorar a saúde das pessoas. Estou certo de que muitos desses conselhos e dicas são dados de boa-fé e com a melhor das intenções, mas a medicina já avançou o suficiente para que não tenhamos mais necessidade de lançar mão desse tipo de crendice. Recomendações como ingerir dois litros de água diariamente e evitar carboidratos para perder peso, fazer regularmente dietas de desintoxicação e aderir à homeopatia são apenas alguns dos mantras de saúde do nosso tempo que são aceitos sem qualquer questionamento — e, na minha opinião, são pura bobagem —, portanto, procurei cobrir o maior número dessas crenças e conselhos. E não me provoquem a começar a falar sobre quiroprática...

Dr. Christian Jessen
Londres, 2010
www.drchrisianjessen.com

Saúde geral

Devemos realmente "alimentar" a gripe? Se sim, por que sempre se recomenda canja de galinha aos doentes?

Uma boa refeição não apenas ajuda o corpo a combater uma gripe, mas, também, pode fazê-lo se sentir melhor. Pesquisadores holandeses descobriram que comer estimula o tipo de resposta do sistema imunológico que destrói os vírus que causam gripes e resfriados. Suas experiências demonstraram que, seis horas após a refeição, os níveis de *interferon gama* — substância produzida pelas células de combate às infecções e envolvida no processo por meio do qual as células T destroem as células que estão sob o ataque de agentes patogênicos — aumentam quatro vezes. Por outro lado, os níveis de *interferon gama* caem em pessoas que só tomam água quando estão gripadas.

Porém, não basta comer aquela comida de todo dia. Mais do que nunca, você precisa adotar uma dieta saudável e balanceada nesses momentos. Canja de galinha é um prato que costuma ser oferecido aos doentes desde os primórdios, e parece não ser algo desprovido de sentido. A sopa tem propriedades anti-inflamatórias, e alguns estudos já comprovaram que pode reduzir a movimentação de leucócitos causadores de congestão e outros sintomas indesejáveis.

E por que se recomenda "matar de fome" a febre?

Muitos médicos recomendam que se adote uma dieta normal e saudável, tendo ou não febre. Algumas pesquisas chegam a sugerir que jejuar durante uma doença pode trazer riscos à saúde. Como vimos na questão anterior, restrição de alimentos pode mascarar a capacidade do sistema imunológico de responder a uma infecção, na medida em que priva células fundamentais da energia de que elas necessitam para produzir proteínas capazes de reconhecer e destruir agentes invasores.

Você sabia? Sua audição fica menos acurada depois de uma refeição pesada. Justamente por isso músicos e cantores geralmente evitam comer antes de um concerto ou apresentação.

Por que temos cera nos ouvidos? E qual a melhor maneira de removê-la?

A cera dos ouvidos é uma substância útil que o corpo produz para proteger e limpar os ouvidos. Ela tem várias funções: limpa, lubrifica e protege a entrada do ouvido ao capturar partículas de sujeira e repelir água. A cera é também ligeiramente ácida e possui propriedades antibacterianas. Sem a cera, a pele do interior do ouvido pode tornar-se ressecada, apresentar rachaduras e infecções, ou bolhas e edemas.

A proporção da produção de cera geralmente se mantém estável, mas, se você pega uma gripe ou costuma ter crises alérgicas, seu ouvido pode produzir muita quantidade de cera, que pode provocar entupimento e afetar a audição. São dois os tipos de cera: seca ou úmida; é a de tipo úmido que pode bloquear a audição. Jamais use cotonetes, eles podem empurrar a cera para dentro dos ouvidos e impactar os canais. Esqueça também coisas como velas auriculares: só vão fazer pingar cera quente em você. Goma de mascar pode ajudar a deslocar a cera, assim como uma gotinha de azeite de oliva pode amaciar a cera e ajudá-la a sair naturalmente.

Quando viajo de avião, sinto dores agudas no ouvido. Mesmo que a dor geralmente desapareça logo, a audição fica abafada um bom tempo depois do voo. Por que isso acontece, e o que posso fazer a respeito?

A subida e descida do avião provoca uma pressão considerável no interior dos ouvidos. Essas mudanças de altitude em geral afetam mais os ouvidos quando os canais que os conectam ao nariz encontram-se entupidos em virtude de gripe ou infecção.

Sugiro experimentar pingar umas gotinhas de descongestionante no nariz uma hora antes de pegar o avião, e ao aterrissar, masque chiclete ou uma bala, para manter a articulação em movimento. A mastigação ajuda a abrir os canais e elimina a pressão, aliviando a dor. Abrir bem a boca — como num bocejo — também pode ajudar. Pode ser útil marcar uma consulta para checar se não há alguma infecção crônica ou sinusite.

O que devo fazer quando observo que tem sangue na urina?

Você deve procurar o médico. A causa mais comum é infecção, mas existem outras: cálculos nos rins ou na bexiga, ou aumento da bexiga. É importante frisar que isso nunca é normal. É sinal de que algo está errado e que precisa ser examinado. Uma infecção pode ser tratada simplesmente com antibiótico, mas você precisa relatá-la ao seu clínico, que, no mínimo, vai pedir uma análise de urina. Cerca de 4% da população tem sangue na urina sem qualquer causa detectável, mas, em geral, esse sangue não é visível a olho nu. Portanto, sinais visíveis de sangue na urina devem sempre ser investigados. Lembre-se também de que certos alimentos, como a beterraba, por exemplo, podem deixar uma coloração rosada no xixi. Embora possa alarmar, é totalmente inofensivo.

Tenho um nódulo endurecido crescendo na palma da mão. Já está há um tempo aí. O que pode ser?

Isso parece ser uma coisa bastante comum chamada gânglio, um pequeno cisto gelatinoso que cresce ao redor dos tendões. Eis porque a palma das mãos é um lugar bastante comum para esses gânglios aparecerem; não é grave e não merece nenhum procedimento especial. Historicamente, o tratamento era golpear o local com um livro grande e pesado, como uma Bíblia, para fazer estourar o nódulo, mas eu não recomendo fazer isso. Se estiver inchado ou provocando desconforto, um médico pode drenar com uma agulha especial, ou pode ser removido cirurgicamente. Do contrário, deixe que o tempo se encarregue de fazê-lo desaparecer naturalmente.

Você sabia? Apenas cerca de 1/3 da população humana tem visão perfeita, e essa proporção diminui significativamente à medida que se vai envelhecendo.

Estou com duas hérnias inguinais. Ouvi dizer que preciso emagrecer. O que posso fazer para perder peso sem piorar essa situação?

Muitas hérnias são causadas pelo aumento da pressão no abdômen por tensão muscular (quando levantamos objetos pesados), acessos de tosse ou em caso de prisão de ventre. Se você está acima do peso, isso também pode contribuir, porque grande parte do tecido adiposo se deposita em torno do intestino, dentro do abdômen, aumentando a pressão sobre os músculos do estômago e forçando o intestino a se projetar através da parede abdominal formando uma hérnia. Hérnias inguinais acometem mais os homens em razão de uma fragilidade natural na região abdominal, provocada pela descida dos testículos para o saco escrotal, antes ou logo após o nascimento.

Você precisa controlar o peso para evitar que a hérnia piore e também para que a cirurgia seja mais simples. Exercícios a serem evitados são os que envolvem levantamento de peso, puxar ou empurrar, movimentos que provocam o fechamento da garganta, aumentando com isso a pressão abdominal e o tamanho da hérnia. O melhor exercício a fazer, nesse caso, é o aeróbico; uns 30 minutos, dia sim dia não. Os melhores aeróbicos são natação e bicicleta ergométrica.

Várias pequenas varizes estão aparecendo nas minhas pernas. Exercícios físicos podem fazê-las piorar?

Não, exercícios não vão fazer as varizes piorarem. Na verdade, podem ajudar a melhorar a vascularização e a circulação nas pernas, fazendo com que as veias sejam menos perceptíveis. O sangue circula nas pernas pelas artérias, e retorna ao coração pelas veias. Suas veias possuem válvulas que têm a função de impedir que o sangue vá para o lugar errado, e as varizes surgem quando essas válvulas não funcionam corretamente, fazendo com que as veias distendam e estiquem. Se elas estiverem muito aparentes, ou especialmente dolorosas, você pode se submeter a uma pequena cirurgia para removê-las.

Minha mãe e minha avó têm osteoporose e eu estou começando a achar que vou ter também. Estou com 26 anos e gostaria de saber o que posso fazer para evitar o problema.

A osteoporose é uma condição em que os ossos tornam-se menos espessos e mais frágeis, podendo quebrar com facilidade. Pode acometer mulheres depois da menopausa, em virtude das mudanças nos níveis hormonais, já que os hormônios normalmente regulam as taxas de cálcio e a resistência dos ossos.

Para evitar osteoporose, a melhor medida é começar a prestar atenção na sua dieta. Alimentos ricos em cálcio, como vegetais verde escuros, nozes e produtos derivados de soja, são todos recomendados. Laticínios e peixes são também excelentes fontes de cálcio. Se você achar que não está ingerindo cálcio suficiente ou não costuma incluir laticínios em sua dieta, pode ser aconselhável fazer uso de um suplemento vitamínico com cálcio e vitamina D.

Outra medida importante para manter os ossos fortes é praticar exercícios com peso. Quanto mais você praticar, enquanto for jovem, mais resistentes seus ossos ficarão quando envelhecer. Experimente caminhadas, corridas, saltos, musculação ou aeróbica, e mantenha seu peso num padrão saudável, porque ficar muito abaixo do peso também pode ser um risco para a saúde dos ossos.

Você sabia? Possuímos nosso cheiro característico e singular, com exceção para os gêmeos idênticos. Um bebê recém-nascido pode identificar o cheiro de sua mãe, e muitas pessoas conseguem identificar seus entes queridos e pessoas próximas pelo cheiro. Parte desse cheiro pessoal é determinada geneticamente, mas o ambiente tem também uma influência grande, assim como hábitos de alimentação e higiene pessoal; tudo isso combinado cria uma química singular que distingue cada um de nós.

Estou perdendo o olfato. Não consigo lembrar-me de nenhum acontecimento que possa ter provocado isso, e está afetando bastante meu prazer de comer, já que não sinto mais os sabores da mesma maneira. O que pode ter causado isso?

A perda do olfato é um problema que precisa ser levado a sério. Por isso, é importante identificar a causa. As mais comuns são infecções nasais, gripes e resfriados. Porém, essas doenças causam apenas perda temporária do olfato, que deve voltar ao normal depois que elas passam.

Algumas mulheres podem perder o olfato em virtude de hipotireoidismo, problema identificado por meio de exames de sangue. O hipotireoidismo pode ser corrigido com comprimidos que suprem a falta de hormônio da tireoide. A causa mais grave é tumor cerebral, que comprime os nervos olfativos localizados no alto do nariz. Embora seja um problema raro, você deve fazer alguns exames para eliminar essa possibilidade. Eu procuraria um otorrino assim que possível para começar a fazer os exames necessários.

Recentemente, submeti-me a uma cirurgia abdominal. O que posso fazer para deixar a cicatriz menor e menos visível?

Se a sua cicatriz é relativamente recente, ela deve estar um pouco escura e protuberante, o que é normal.

As cicatrizes abaixam e clareiam com o tempo, e isso pode levar de seis meses a um ano. A boa notícia é que há no mercado alguns produtos para acelerar esse processo. Você pode aplicar gel de silicone (ou fitas especiais) sobre a extensão da cicatriz duas vezes por dia. Esses produtos levam alguns meses para fazer efeito, e não são baratos, mas são muito eficazes, especialmente com cicatrizes de queimaduras (por isso são muito usados nos hospitais). Uma solução mais simples e econômica pode ser aplicar óleos ou cápsulas com vitamina E, que devem ser abertas ao meio para liberar o óleo com que você irá massagear a cicatriz todos os dias. Isso ajuda no processo de cicatrização e o resultado é uma cicatriz bem mais discreta.

Quando fico nervoso surgem manchas vermelhas no rosto, pescoço, peito e braços, que ficam bastante visíveis. Se eu beber, fica pior ainda. Tem alguma coisa que eu possa fazer para evitá-las?

Você tem o que se chama eritema craniofacial idiopático, ou rubor excessivo, que é algo que parece afetar cerca de 10% da população. O rubor é causado pela dilatação dos vasos sanguíneos da pele em resposta a sinais químicos ou nervosos que acontecem quando você se estressa ou está sob pressão. Pode ser difícil tratar, mas tem havido alguns casos de sucesso com Terapia Cognitivo-Comportamental (TCC) ou Programação Neurolinguística (PNL). Existe também um procedimento cirúrgico que consiste em cortar os nervos que controlam o rubor. Tem seus riscos, claro, mas pode funcionar bem em alguns casos.

> **Você sabia?** Se alguma coisa não pode ser dissolvida na saliva, então não deve ser ingerida. Para que os alimentos — e tudo o mais — tenham sabor, seus componentes químicos precisam ser dissolvidos pela saliva para estimularem as papilas gustativas.

Tenho sofrido com mau hálito há muitos anos. Parece que o cheiro vem do fundo da boca e da língua. Pode-se tomar antibiótico para reduzir as bactérias da boca? Será que vale a pena tentar?

Mau hálito é um problema que pode afetar qualquer pessoa, em algum momento da vida. Todos sabemos como é estar bem próximo a alguém que acabou de comer uma comida com alho e cebola. Porém, o seu caso parece um pouco mais sério. Sugiro, como primeira providência, fazer um check-up dental completo, já que doenças na gengiva ou cáries dentais costumam ser os principais causadores do mau hálito, junto com tabaco e excesso de álcool.

Dietas de emagrecimento também podem causar mau hálito. Um caso notório é a dieta do Dr. Atkins. Outras possibilidades incluem doenças no fígado ou nos rins, e mesmo algumas drogas, como antidepressivos, que têm o efeito de reduzir a produção da saliva. Certifique-se de passar fio dental regularmente, e pode valer a pena investir num limpador de língua — mas, vale alertar, o odor e a cor do material removido na primeira vez pode te deixar horrorizado.

Se apesar de tentar todas essas medidas o problema persistir, é possível que você tenha uma proliferação excessiva de bactérias na boca, que precisará ser tratada com um antibiótico a base de metronidazol (peça ao seu médico uma receita).

Botox é seguro?

Todo mundo já ouviu falar de Botox, mas nem todo mundo sabe que se trata, na verdade, da forma purificada de uma toxina produzida pela bactéria que provoca envenenamento alimentar. Porém, quando injetada sobre as rugas e linhas de expressão, tem o efeito de paralisar temporariamente as contrações dos músculos sob essas linhas, o que, como resultado, reduz a intensidade das rugas.

Existem alguns poucos riscos associados a aplicações de Botox. Minha única recomendação é de que seja feita por um médico experiente nesse tipo de procedimento, porque um resultado satisfatório depende muito do conhecimento da anatomia facial e da perícia do médico ou cirurgião. Os efeitos não são permanentes — duram no máximo seis meses —, portanto, prepare-se para ter de refazer o procedimento e lembre-se: como acontece com qualquer procedimento cosmético, menos é mais.

O que é exatamente paralisia de Bell?

Os músculos da face são controlados pelo nervo facial, que sai de uma cavidade no crânio localizada logo abaixo do ouvido. Dessa cavidade, o nervo se ramifica sobre a face, com feixes que alcançam cada um dos numerosos e pequenos músculos que controlam nossas expressões faciais. Um dano nesse nervo pode causar a interrupção dos movimentos de todos esses pequenos músculos, o que se manifesta nos pacientes afetados como incapacidade de sorrir ou cerrar completamente a pálpebra.

De longe, a causa mais comum desse tipo de doença é a Paralisia de Bell, provocada por uma inflamação do nervo facial no ponto em que ele sai da cavidade craniana. A razão exata dessa inflamação e da subsequente paralisia é desconhecida. Quando o problema começa, o paciente desenvolve uma repentina paralisia dos músculos faciais, apenas de um lado da face. Pode haver dor aguda a moderada no local em que o nervo inflamou, mas isso deve melhorar em alguns dias. Também pode ocorrer distúrbio no paladar. Dois terços dos pacientes recuperam-se completamente depois de algumas semanas, sem qualquer tipo de tratamento. Do restante, muitos se recuperam parcialmente, mas cerca de 10% são significativamente afetados pela paralisia facial a longo prazo.

Toda essa conversa de que é perigoso e de que pode causar câncer viver muito próximo a torres de transmissão de energia tem fundamento? Já se fez alguma pesquisa sobre isso?

Existem pesquisas sendo desenvolvidas, mas ainda há muito o que investigar. O UK Childhood Cancer Study* concluiu que "não existem evidências de que a exposição a campos magnéticos associados à rede de abastecimento de energia elétrica no Reino Unido tenha aumentado os riscos de leucemia infantil, cânceres no sistema nervoso central, ou qualquer outra forma de câncer infantil". Porém, cientistas da Organização Mundial de Saúde criticam essa pesquisa, dizendo que ela está incompleta: nem todas as formas de exposição foram avaliadas, e apenas um pequeno número de crianças dos grupos de maior exposição participaram das avaliações. Isso reafirma a sensação de que as conclusões do UK Childhood Cancer Study não são muito confiáveis. Eu diria que essa pesquisa ainda está sob julgamento.

Você sabia? Pequenos ruídos fazem as pupilas dos seus olhos dilatarem. Certamente por isso barulhos repentinos e muito altos perturbam as pessoas em trabalhos que requerem concentração, como cirurgiões, por exemplo. O som faz com que suas pupilas percam o foco e borra a visão, dificultando o seu trabalho.

De vez em quando sinto um tremor estranho nos músculos da pálpebra. Parece que eles estão pulando. O que provoca isso?

Esse é um sintoma bastante comum e geralmente ocorre em períodos de estresse ou fadiga. Não sabemos exatamente qual é a causa, mas sabemos, com certeza, que é um sintoma sem significância. Não é sinal de alguma sinistra disfunção cerebral ou

*Centro de Pesquisas do Câncer Infantil da Inglaterra. (*N. do T.*)

neurológica. Provavelmente é apenas um alerta de que você está precisando de uma boa noite de sono. Embora não existam provas concretas de que a cafeína possa piorar esse tremor, diminuir a ingestão dessa substância tem ajudado algumas pessoas.

Tremor nas pálpebras não é a mesma coisa que o espasmo do músculo da região orbicular, que provoca o fechamento do olho. Este problema, que recebe o nome de blefarospasmo, requer uma consulta com o médico o mais rápido possível.

Lista das 10 partes do corpo mais desnecessárias

1) Amígdalas

Eis uma parte do corpo que não faz a mínima falta, e que pode causar muitos transtornos e dor em consequência de inflamação crônica. As amígdalas são tecidos linfoides suscetíveis a infecção e inchaço. Muitas pessoas acreditam que elas não devam ser removidas por estarem relacionadas ao desenvolvimento do sistema imunológico.

2) Adenoides

Essas estranhas glândulas são massas de tecido localizadas na parte posterior do nariz. Fazem parte do sistema imunológico das crianças, e capturam bactérias e vírus que porventura venham a ser inaladas. À medida que envelhecemos, as adenoides encolhem, tornando-se sem utilidade na idade adulta.

3) Seios da face

Sobre eles não se sabe muita coisa. São nada mais que cavidades ocas, várias das quais localizadas em nossas cabeças. Alguns acreditam que essas cavidades são responsáveis pelo insulamento dos olhos, enquanto há quem sugira que influenciam nosso tom de voz. Ninguém sabe exatamente para que servem, além de infeccionar e provocar dores de cabeça.

4) Mamilos masculinos

Creio que esses não necessitem de muita explicação. Como os homens não amamentam, os mamilos, nesse caso, não são realmente necessários. Para nós, homens, os mamilos são meramente decorativos.

5) Dente do siso

Os dentes do siso estão localizados na parte posterior da boca. Já foram muito úteis um dia, especialmente quando os humanos tinham uma dieta baseada na carne dura, porque permitiam que esses alimentos fossem adequadamente mastigados. Hoje, algumas pessoas nem chegam a tê-los, e quando os têm, muitas vezes eles nascem tortos e provocam dor, o que significa que terão que ser extraídos.

6) Cóccix

Também conhecido como osso do rabo, é a última parte da coluna vertebral humana. É formado por cinco vértebras separadas que se fundem, como que remanescentes de uma cauda ancestral. Na verdade, não é uma parte totalmente inútil, pois funciona como ponto de conexão de vários ligamentos, tendões e músculos. Mas, em geral, o cóccix é muito mais importante nos animais mamíferos com rabo do que em seres humanos.

7) Vesícula biliar

Trata-se de um pequeno órgão usado para armazenar bile, que auxilia a digestão. Pequenos cálculos podem se formar em seu interior, provocando dores, náusea, má digestão ou infecções, e, como nosso sistema digestivo pode funcionar perfeitamente sem a vesícula, costuma ser removida cirurgicamente.

8) Apêndice

Eis uma parte do corpo a respeito da qual recebo muitas perguntas. Uma das funções do apêndice seria, como se acredita, digerir celulose. Era um órgão importante e necessário quando a alimentação humana era feita basicamente de plantas. Hoje já não é mais necessário, e sua presença só é percebida quando infecciona e inflama.

9) Pregas semilunares

A prega semilunar da conjuntiva também é conhecida como terceira pálpebra. Sim, nós temos três pálpebras, mas esta terceira é uma das várias partes do nosso corpo de que não precisamos. Se você levantar cada uma de suas pálpebras, a prega semilunar ficará exposta. É a membrana que produz remela, aquela lágrima ressecada que cristaliza nos cantos dos olhos durante o sono.

10) Eretor de pelos (Errector pili)

Pequenas fibras musculares que envolvem o folículo capilar e que, quando contraídas, fazem o pelo eriçar, provocando aquela característica aparência de "pele de galinha". O caráter inútil ou inoperante desta parte do corpo é bastante discutível. Já no caso dos animais com pelos mais longos são de fato úteis, porque ajudam a manter os fios desembaraçados e podem fazer com que esses animais pareçam maiores quando ameaçados.

É verdade que as pessoas que têm maus dentes estão mais vulneráveis a doenças do coração?

Este é um tema que os pesquisadores vêm estudando há anos. Sabemos que as bactérias da boca podem entrar na corrente sanguínea durante procedimentos odontológicos e causar graves infecções no coração de pessoas cardiopatas ou com válvulas artificiais. Porém, mais recentemente alguns estudos vêm apontando também uma conexão entre doenças nas gengivas e no coração. Esses estudos detectaram uma associação entre alta incidência de periodontite, perda de dentes e outros problemas bucais com uma maior taxa de risco para doenças coronarianas, entupimento arterial e outros tipos de problemas cardiovasculares. As observações até agora apontam que a incidência de doenças do coração aumenta quando o paciente já perdeu um número maior de dentes, e também que o tratamento intensivo de doenças periodontais pode fazer reverter a aterosclerose (endurecimento das artérias); além disso, as pessoas expostas a certas bactérias associadas a doenças das gengivas também apresentam maior risco de sofrer alguma doença cardiovascular. Parece haver uma explicação simples: é possível que pessoas com maus dentes sejam aquelas com um estilo de vida menos saudável, então não são os maus dentes que causam doenças no coração, mas um mau estilo de vida.

Doenças no coração têm vários fatores de risco, alguns dos quais estão fora de nosso controle. A saúde bucal, no entanto, é algo que você pode controlar, então é bom lembrar que manter dentes e gengivas saudáveis também pode ajudar a saúde do coração.

O que é exatamente EM (encefalomielite miálgica)? Ela realmente existe, ou é apenas mais um desses diagnósticos da vida moderna inventados para pessoas que se sentem cansadas o tempo todo?

A encefalomielite miálgica, também conhecida como síndrome de fadiga crônica, é uma dentre várias doenças categorizadas como síndromes pós-virais. Sabe-se muito pouca coisa a respeito delas. Em algumas pessoas, viroses como a gripe podem ser acompanhadas por inflamação crônica de vários órgãos do corpo, provocando dores e cansaço.

Os sintomas da fadiga crônica variam bastante de paciente para paciente, e incluem artrite, dores musculares, dores de cabeça, náusea, vômitos, alterações de humor e excessivo cansaço. As mulheres são cinco vezes mais afetadas que os homens. Muitas pessoas sofrem dessa síndrome por vários meses, ou até anos, e, sem mais nem menos, ela desaparece lentamente.

Não existem ainda testes que confirmem o diagnóstico de síndrome de fadiga crônica. Tudo, na vida dos que padecem dessa fadiga, parece completamente normal, exceto pelo fato de que eles se sentem tão cansados que não conseguem dar conta de suas tarefas rotineiras. É, portanto, conhecido como um diagnóstico de exclusão.

Pelo fato de não sabermos quais são as causas da síndrome de fadiga crônica, não sabemos como tratá-la. Existem várias teorias e tratamentos, na mesma medida que existem médicos, terapeutas alternativos, osteopatas ou fisioterapeutas que acreditam poder curar o problema. Só sei que antidepressivos e anti-inflamatórios costumam ser as melhores opções medicamentosas disponíveis.

Você sabia? Ao nascer, seus olhos têm o tamanho exato que terão na idade adulta, ou seja, os olhos jamais crescem. Por outro lado, seu nariz e suas orelhas nunca param de crescer, e pesquisas têm demonstrado que esse crescimento se dá em ciclos de sete anos.

Pregas no lóbulo da orelha realmente indicam doença coronariana?

A prega é uma linha que atravessa o lóbulo da orelha, na extremidade inferior. Seu status de indicativo de problema cardíaco tem sido massivamente confirmado. Uma pesquisa conduzida na Suécia com 520 autópsias revelou que a presença de pregas no lóbulo tem um valor preditivo positivo para doenças coronarianas de 68%, índice que aumenta para 80% em pacientes com menos de 40 anos. Na Turquia, um estudo evidenciou que as pregas representam maior risco para doenças cardíacas do que diabetes, história familiar de doenças cardiovasculares ou cigarro. De um grupo de 340 pacientes admitidos no Instituto do Coração de Montreal, 91% dos que apresentavam prega no lóbulo tinham doença no coração, contra 61% de cardiopatas sem a prega. Colocando de forma simples, o fato de não ter a prega não significa necessariamente que alguém não tenha doença no coração, mas ter uma é um indício muito provável de cardiopatia.

Outros fatores preditivos de doenças cardíacas são dedo anular mais curto, calvície (no caso de homens), problemas de gengiva e ressecamento de cera nos ouvidos. Porém, algumas das pesquisas conduzidas a respeito desses fatores são bem pouco conclusivas. Se você possui algum desses sinais, não entre em pânico. Isso não quer dizer que um ataque cardíaco é inevitável, apenas que você deve prestar mais atenção à saúde do seu coração.

Você sabia? Por volta dos 60 anos, a maioria das pessoas já perdeu cerca de metade de suas papilas gustativas. Pessoas idosas geralmente vão perdendo a capacidade de sentir gosto. Muitos idosos começam a achar que precisam colocar mais tempero para poder apreciar a comida.

O ar injetado acidentalmente na corrente sanguínea pode realmente matar? Será esse o motivo da pancadinha na seringa para retirar o ar antes de aplicar a injeção? É qualquer quantidade de ar, ou precisa ser muito ar para matar?

Embolia aérea é o termo médico para entrada de ar no sistema venoso. Ele pode, de fato, matar uma pessoa. Só que depende do tamanho da bolha de ar, e em que lugar do corpo ela se aloja.

Você fala em entrada acidental de ar na corrente sanguínea por meio de uma injeção ou tubo intravenoso, mas o ar também pode entrar quando os vasos sanguíneos são suturados durante uma cirurgia, ou na subida à superfície, no caso de mergulhadores, quando um aumento brusco no volume de ar no interior dos pulmões empurra, na corrente sanguínea, pequenas bolhas de ar que aumentam à medida que o mergulhador sobe. Uma causa mais bizarra envolve soprar ar na vagina de uma gestante na prática de sexo oral.

Uma pequena quantidade pode bloquear a vascularização de órgãos vitais, mais gravemente no cérebro, causando problemas que vão desde dor e inflamação até danos neurológicos e paralisia. Uma grande bolha de ar pode interromper o fluxo de sangue para o coração, podendo até mesmo parar o órgão.

Êmbolos provocados por injeções ou outros procedimentos intravenosos geralmente ficam restritos às veias, mas, se uma bolha de ar for parar nas artérias, ela pode bloquear as vias coronarianas ou a irrigação sanguínea do cérebro. Este último tipo de bloqueio pode significar a morte.

Quanto ar é preciso para matar? Colocando em termos gerais, precisa uma boa quantidade. Uma publicação recente declarou que 300 mililitros podem ser letais, mas costuma-se dizer que danos graves podem resultar de quantidades menores, como 20 mililitros. De qualquer maneira, em nenhum dos casos trata-se de uma pequena quantidade de ar.

Como exemplo, existem relatos de que, após o repúdio público da prática nazista de mandar doentes mentais para a câmara de gás, algumas instituições psiquiátricas do Terceiro Reich foram ordenadas a continuar as "mortes misericordiosas" por métodos menos conspícuos, especificamente, injeção de ar, que geralmente matava os pacientes em poucos minutos.

É verdade que o sono antes da meia-noite é mais importante que o sono após a meia-noite?

Minha mãe sempre me dizia isso, mas eu suspeito que era apenas um truque para me fazer ir para a cama mais cedo (e que não funcionava). Hoje, que sou adulto e posso questionar mais algumas dessas crenças, posso dizer que não existe nada particularmente especial no sono antes da meia-noite. Assim que adormecemos, seja a que hora for, entramos num ciclo de 90 minutos de sono não profundo (NREM)*, seguido por um ciclo de sono profundo (REM), e a alternância REM / NREM varia ao longo da noite: à medida que se aproximam as primeiras horas do dia, maior a propensão para

* REM é a abreviação da expressão *Rapid Eye Movement*, ou Movimentos Rápidos dos Olhos, que corresponde ao estágio do sono mais profundo, no qual acontecem os sonhos mais vívidos. NREM quer dizer não REM, ou *non-REM*, em inglês. (*N. do T.*)

o sono REM. Isso quer dizer que alguém que se deita cedo tem um padrão de sono caracterizado por sono menos profundo (NREM) e sonha menos. Será que isso é melhor? Quem pode dizer?

Você sabia? Por volta dos 60 anos, 60% dos homens e 40% das mulheres roncam. Os níveis normais de barulho dos roncos ficam em torno dos 60 decibéis, que é o mesmo nível da fala normal; roncos mais intensos podem chegar aos 80 decibéis, nível aproximado ao do barulho causado por uma britadeira furando concreto.

Sinto muitas dores de cabeça, e tenho pavor de ter algum tumor no cérebro. Já procurei meu médico, mas ele disse para eu não me preocupar. Como ele pode ter certeza de que não tenho um tumor?

Vou te apresentar ao teólogo, filósofo e frade franciscano do século XIV (1285-1349) Guilherme de Occam, a quem se credita o princípio conhecido como "Navalha de Occam". Reza o princípio que "as entidades não devem ser multiplicadas além do necessário". Na verdade essa ideia foi descrita numa longa fórmula em latim, que eu acabo de traduzir para você. A interpretação mais útil desse princípio é que, quando hipóteses diferentes explicam um fenômeno com a mesma eficiência, deve prevalecer a mais simples. Daí a imagem da navalha, que corta, elimina os excessos. Ou, colocando em termos ainda mais simples: "As coisas comuns são comuns".

Existe um adágio médico popular que parafraseia esse princípio: "Quando você escuta cascos batendo, pense em cavalos, não em zebras." Isso significa que uma condição comum é, mais provavelmente, a causadora de um sintoma em um paciente, e não a condição mais rara. Assim, retornando à sua questão: dores de cabeça são comuns, tumores no cérebro são raros. As causas mais comuns de dores de cabeça são tensão, enxaquecas, sinusites e nervos comprimidos. Pressão alta não provoca dor de cabeça, como se costuma acreditar. Problemas de visão sem correção também podem ser responsáveis por dores de cabeça.

Apenas para completar, os sinais de alarme de tumores cerebrais incluem dores mais agudas na parte da manhã que melhoram ao longo do dia, vômitos matinais, problemas neurológicos, perda de visão e falta de coordenação. Seu médico deve ter tido o cuidado, assim espero, de considerar todos os sintomas que você descreveu e fazer seu pronunciamento com base nisso. Nesse caso, ele provavelmente está certo.

Saúde da mulher

Costumo ter terríveis ataques de candidíase no inverno, e cremes e pomadas vaginais não estão adiantando. O que mais posso tentar?

Candidíase é uma infecção causada por um fungo chamado *Candida albicans*, normalmente presente na pele sem causar maiores danos. Porém, se as condições da pele mudam, ele pode começar a proliferar e causar problemas. Ambientes úmidos, quentes e sem ventilação são favoráveis à sua proliferação, portanto, evite usar calças e roupas íntimas sintéticas e muito colantes, assim como sabonetes e detergentes muito fortes. Se você estiver com algum problema no sistema imunológico ou fez tratamento com antibióticos, também pode ter um ataque de cândida. Diabetes ou o uso de pílulas também aumentam as chances de sofrer candidíases recorrentes. Faça um bom check-up e solicite ao seu médico um tratamento mais forte: medicamentos antifúngicos de uso tópico ou comprimidos podem ser mais eficazes no seu caso. Lembre-se de que existem outros tipos de infecção que provocam os mesmos sintomas descritos por você e podem requerer tratamentos diferentes. Se for este o caso, a análise do esfregaço vaginal pode ser uma boa medida.

Disseram-me que estou com verrugas genitais e que isso pode causar câncer na mulher. Essa informação é verdadeira? O que posso fazer para deter as verrugas?

Verrugas são uma das formas mais comuns de infecções sexualmente adquiridas. Na realidade, você não precisa ter tido relações sexuais com alguém para ter verrugas, mas as verrugas genitais são, em geral, adquiridas por meio de contato sexual. São causadas por um vírus que possui cerca de uma centena de tipos diferentes. Se você teve verrugas plantares — aquelas que aparecem nos pés — quando criança, então esteve em contato com esse vírus. O fato é que algumas cepas (subtipos) do vírus podem, com o tempo, provocar displasias ou alterações nas células do colo do útero que podem se transformar em câncer se nenhum tratamento for feito. Contudo, hoje podemos nos tranquilizar porque existem técnicas bastante avançadas de rastreamento que permitem detectar essas alterações em estágios bem iniciais. Se você nunca fez um exame de Papanicolau, sugiro que faça um agora, e repita a cada três anos. Não precisa fazer mais nada além disso, caso os resultados sejam normais.

Você sabia? O coração das mulheres bate mais rápido que o dos homens.

Tenho alguns sinais estranhos nos seios. São pequenos caroços em torno da auréola, que, às vezes, eu aperto, secretam um líquido branco que parece pus. Só que eles não desaparecem como alguns sinais. O que são?

Isso que você descreve parece ser aquelas pequenas glândulas conhecidas como tubérculos de Montgomery*, e você pode ficar tranquila: são completamente normais. Trata-se basicamente de pequenas glândulas sebáceas que todas as mulheres têm; a quantidade é que varia de mulher para mulher. Algumas têm apenas uma ou duas dessas glândulas, enquanto outras apresentam cerca de 30, ou até mais. Imagino que esse líquido que você vê sair quando aperta não seja pus. Os tubérculos de Montgomery secretam pequenas quantidades de uma substância que mantém o pH da pele equilibrado; provavelmente, é essa substância que está saindo. As glândulas podem ficar mais proeminentes durante a gestação e no período de amamentação. Enquanto não houver dor, vermelhidão ou inchaço, não há nada com que se preocupar. Só não fique espremendo porque pode provocar uma infecção.

* Glândulas sebáceas hipertrofiadas na região das auréolas mamárias que aparecem durante a gestação e têm a função de proteger a pele dessa região. (*N. do T.*)

Sou lésbica, tenho 32 anos e ainda sou virgem. Preciso, mesmo assim, fazer um Papanicolau? O meu médico vive me recomendando que eu faça esse exame.

Qualquer mulher, em qualquer idade, pode desenvolver câncer do colo do útero, portanto, em tese, qualquer mulher com mais de 20 anos deveria fazer exame preventivo. Agora, sendo não fumante (o cigarro aumenta o risco de câncer cervical), você se enquadra na categoria de baixo risco para esse tipo de câncer. Isso porque sabemos que o risco de câncer do colo do útero aumenta na proporção do número de parceiros sexuais masculinos que você já teve, e também se começou precocemente sua vida sexual. Pelo que você descreve, esses fatores não se aplicam ao seu caso. Se você nunca teve relações sexuais com um parceiro do sexo masculino, não necessitaria fazer o Papanicolau. A não ser que haja em sua família vários casos de câncer uterino ou você tenha sangramentos entre os períodos menstruais, não é essencial fazer esse exame, já que o risco de desenvolver câncer no colo do útero é bem pequeno.

Tenho sintomas terríveis quando estou no meu período menstrual. Como estou para sair em uma viagem realmente especial, gostaria de saber se é possível atrasar a menstruação para não atrapalhar as minhas férias.

É certamente possível fazer isso. Muitas mulheres adotam essa medida para evitar a menstruação durante casamento e lua de mel. Se você já está tomando pílulas, pode evitar ficar menstruada tomando outra cartela de pílulas junto com esta, descartando as sete últimas pílulas. Isso vai te dar um intervalo de umas seis semanas sem sangramento. Sugiro que, tão logo retorne de viagem, volte a tomar as pílulas da maneira normal, para evitar que a parede do útero espesse muito. Consulte seu ginecologista a respeito para certificar-se de que o procedimento seja feito da maneira correta.

Mas, se você não usa pílulas, pergunte ao seu médico sobre algum remédio que contenha acetato de noretisterona.* Ele poderá ser tomado três dias antes da data do início da menstruação. Use-o nos sete dias seguintes (que seriam o período menstrual), e então interrompa. A noretisterona só precisa ser usada quando necessário, ao passo que a pílula precisa ser iniciada um ou dois meses antes, para garantir a eficácia.

Você sabia? As mulheres piscam duas vezes mais que os homens. Ao longo de um dia, piscamos incontáveis vezes. Uma pessoa saudável, homem ou mulher, pisca cerca de 13 vezes por minuto.

Uma pancada forte no seio pode produzir câncer de mama? Meu peito foi atingido quando praticava esporte, e agora apareceu um nódulo duro no local.

Eis outro típico mito que circula especialmente entre mulheres jovens. Não existe qualquer conexão entre câncer de mama e ferimentos ou traumas nos seios. Eles não produzirão câncer nem aumentarão os riscos de vir a desenvolvê-lo no futuro, portanto, não se preocupe. Uma pancada pode produzir um rompimento no tecido cutâneo, o que dá origem a um processo de cicatrização fibrosa, que pode explicar o caroço que você percebeu. Necrose de tecido adiposo é uma condição rara e benigna que ocorre quando o tecido gorduroso que reveste a mama incha ou fica adensado. Isso pode ocorrer quando mulheres com mamas volumosas vão correr ou praticar exercícios sem um sutiã de suporte adequado — o balanço violento das mamas pode provocar danos e ferimentos ao tecido. Esse tipo de necrose pode ser confundido com um tu-

* Composto sintético do hormônio progesterona que tem como função inibir a ação do estrogênio causando a não aderência do óvulo à parede do útero. (*N. do T.*)

mor numa mamografia, mas os sintomas provocados geralmente desaparecem em um mês.

O que eu posso fazer para tornar a minha menstruação um pouco mais suportável?

Muitas mulheres sofrem terrivelmente todos os meses os sintomas da conhecida TPM. Existem, no entanto, alguns procedimentos já testados e experimentados que podem tornar esses sintomas menos severos.

O primeiro deles é tentar se desestressar. O estresse pode piorar ainda mais os sintomas da TPM, então faça um esforço e procure relaxar antes e durante seu período menstrual. Isso realmente faz diferença.

Mantenha o peso em um padrão saudável. Perda excessiva de peso pode ter um efeito adverso sobre o ciclo menstrual, causando sangramento anormal ou dismenorreia.

Experimente uma dieta rica em zinco. Alimentação pobre deste mineral pode exacerbar as cólicas e o inchaço durante a menstruação. As melhores fontes naturais de zinco são frutos do mar, carnes magras, lentilhas, cereais integrais, fígado e rins.

Os óleos essenciais Ômega 3 e Ômega 6 foram testados clinicamente e comprovaram sua eficácia em reduzir as dores do período menstrual, além de aliviar os sintomas da TPM. Peixes de água profunda, como salmão, linguado, atum e arenque, são as melhores fontes desses dois ácidos extremamente benéficos.

Finalmente, as pesquisas têm indicado que a prática regular de exercícios pode reduzir significativamente os sintomas da TPM. Mesmo uma caminhada de 10 minutos, três vezes por semana, pode aliviar de maneira significativa as dores e o desconforto durante a menstruação. Seu médico pode prescrever uma série de remédios que ajudam, caso você continue sofrendo com esses sintomas.

Você sabia? As mulheres podem distinguir entre mais odores diferentes que os homens, e elas permanecem com essa capacidade olfativa ao longo da vida. Estudos demonstraram que as mulheres são também mais capazes de identificar um cheiro do que os homens. Cerca de 2% da população não possui qualquer capacidade olfativa.

Meu problema é fazer xixi durante a relação sexual. Geralmente acontece perto do orgasmo, e fico tão envergonhada que estou evitando sexo por causa disso. Qual é a causa desse problema, e o que posso fazer a respeito?

Apesar do compreensível embaraço quando isso acontece, você precisa saber que esse probleminha aflige mais mulheres, e com mais frequência, do que imagina. Existem graus variáveis; em geral as mulheres expelem um pequeno volume de urina — algo equivalente a uma colher de chá. Isso acontece porque os nervos da bexiga enviam ao cérebro uma informação trocada de que está na hora de urinar, mesmo que você não sinta necessidade ou, obviamente, vontade de fazer xixi. Esta explicação não tem nada a ver com a chamada ejaculação feminina, que trataremos mais adiante. Não chega a ser um problema médico, mas existem algumas pequenas medidas que podem ajudar.

Não beba muito líquido nas horas que antecedem o sexo, especialmente chá, café ou bebidas alcoólicas. Se possível, vá ao banheiro imediatamente antes de começar a relação e tente evitar posições em que você sinta maior pressão sobre a bexiga, de acordo com o ângulo da penetração.

Se o problema agravar, ou estiver acontecendo em outros momentos, procure o médico para informar-se sobre medicamentos para incontinência, que podem ser ingeridos antes de começar a relação. É uma providência que pode ajudar. E não se envergonhe de perguntar, porque você não é, de forma alguma, a única com esse tipo de problema.

O DIU (dispositivo intrauterino) pode, de fato, aumentar as chances de cistos no ovário? Caso positivo, por quê? Esses cistos podem virar um câncer ou afetar a fertilidade?

Cistos do ovário são pequenas bolsas cheias de líquido que se formam no interior ou na superfície dos ovários. O tipo mais comum é denominado cisto funcional. Todos os meses, sempre que um óvulo está para ser liberado, ele é envolvido por uma estrutura cística chamada folículo. Geralmente esse folículo rompe e libera o óvulo, mas, às vezes, a bolsa não se rompe totalmente, e continua cheia de líquido. Normalmente esse fluido será reabsorvido pelo organismo, mas pode acontecer de o cisto continuar juntando líquido e crescendo até causar dor ou desconforto.

Os ovários podem se tornar policísticos porque os folículos não se abrem a cada mês. O ciclo da mulher continua normalmente, até eventualmente haver uma coleção de pequenos cistos em cada ovário. Esses cistos podem ser dolorosos e impedir a fecundação, comprometendo a fertilidade. Em alguns casos, os cistos podem ser patogênicos. Existe uma possibilidade de serem cancerígenos, ou de que o fluido em seu interior contenha células cancerígenas.

Existe um tipo de DIU chamado Mirena. É um dispositivo que libera progesterona e que, de fato, aumenta os riscos de formar cistos nos ovários. Embora os estudos tenham indicado isso, boa parte dos cistos que se formam são relativamente pequenos e assintomáticos, desaparecendo sem necessidade de tratamento. Esse tipo de cisto foi diagnosticado em cerca de 12% das mulheres que usam o Mirena. Entretanto, devo dizer que este é um DIU bem mais eficaz que outros sistemas intrauterinos, eliminando muitos dos efeitos colaterais que impedem mulheres de usar esse método contraceptivo.

10 transtornos psiquiátricos bizarros

1) Síndrome de Estocolmo

Resposta psicológica muitas vezes apresentada por pessoas sequestradas que começam a desenvolver e demonstrar sinais de simpatia, lealdade ou, até mesmo, amor para com o sequestrador, a despeito da situação de risco na qual foram colocadas. Esse tipo de síndrome também é visto em situações de esposas espancadas, estupro e abuso sexual infantil. O nome vem de um assalto a banco que aconteceu em Estocolmo, em que os assaltantes mantiveram os empregados do banco reféns durante seis dias. As vítimas acabaram se envolvendo emocionalmente com os assaltantes a ponto de defendê-los após serem libertadas do sequestro, recusando-se inclusive a depor contra eles.

2) Síndrome de Lima

O extremo oposto à síndrome de Estocolmo. Nesse caso os sequestradores começam a ficar mais sensíveis aos apelos e necessidades dos reféns. Ganhou esse nome após a crise na embaixada do Japão em Lima, no Peru, quando 14 militantes do Movimento Revolucionário Tupac Amaru tomaram centenas de pessoas como reféns durante uma festa na residência oficial do embaixador japonês. Em poucos dias, os sequestradores já haviam libertado quase todos os reféns, sem se importar muito com o status e a importância política das vítimas, que incluíam o futuro presidente do Peru e a mãe do presidente em exercício, tratando-as todas com extrema gentileza e reverência.

3) Síndrome de Diógenes

Diógenes foi um filósofo da Grécia antiga que vivia em um barril de vinho e defendia ideias niilistas e práticas de animalização.

Quando Alexandre o Grande lhe perguntou o que mais desejava no mundo, ele respondeu: "Que você pare de fazer sombra no meu sol." Esse distúrbio se caracteriza por autonegligência extrema, tendência à reclusão e a acumular compulsivamente objetos e, algumas vezes, animais. É um distúrbio encontrado principalmente em pessoas idosas e está associado à demência senil.

4) Síndrome de Paris

Síndrome que afeta exclusivamente turistas japoneses, que praticamente "piram" quando chegam a Paris. Milhões de turistas japoneses visitam a cidade a cada ano, e cerca de vinte deles são acometidos pelo distúrbio e têm que ser mandados de volta para casa. Consiste basicamente numa forma severa de choque cultural. Alguns turistas japoneses que chegam a Paris não conseguem dissociar uma visão idílica e utópica da cidade, construída a partir dos filmes, com a realidade de uma metrópole moderna e agitada. A embaixada do Japão em Paris possui um serviço de atendimento 24 horas por dia para auxiliar turistas que sofrem de choque cultural grave, podendo providenciar tratamento médico e até internação de emergência, caso necessário.

5) Síndrome de Stendhal

Essa desordem leva este nome em homenagem ao escritor francês Stendhal, que descreveu suas sensações em um livro, após visitar Florença, na Itália. Trata-se de uma doença psicossomática que provoca taquicardia, tontura, confusão e até alucinações quando um indivíduo é exposto a alguma obra de arte (geralmente quando se trata de uma obra de extrema beleza ou de um grande número de obras reunidas em um único espaço). O termo também pode ser usado em outros contextos para descrever uma reação particular diante de um excesso de estímulos, como quando alguém se encontra diante da imensa beleza do mundo natural. As pessoas que costumam ser acometidas são geralmente descritas como possuidoras de uma natureza extremamente sensível.

6) Síndrome de Jerusalém

Esse é o nome que se dá a um conjunto de fenômenos mentais envolvendo ideias obsessivas com religião, delírios ou outras experiências de padrão psicótico desencadeadas por (ou que levam a) uma visita a Jerusalém. Não é exclusiva de uma religião, podendo afetar tanto judeus quanto cristãos. A perturbação aparece quando a pessoa ainda está na cidade e provoca delírios que tendem a se dissipar após algumas semanas. Todas as pessoas que passaram por isso apresentam um histórico de doenças mentais.

7) Delírio de Capgras

Um raro tipo de transtorno em que a pessoa acredita que alguém bem conhecido, muitas vezes o cônjuge ou outro parente próximo, é, na verdade, um impostor de aparência idêntica que tomou o seu lugar. É mais comum em pacientes esquizofrênicos, embora também ocorra em pessoas com demência, ou pacientes que sofreram algum dano cerebral. O sintoma, às vezes, se volta contra a própria vítima: ao se olhar no espelho, ela também acredita que está vendo a imagem de um farsante. Em graus mais extremos, a vítima acha que até objetos inanimados, como cadeiras, mesas e livros, foram substituídos por réplicas exatas.

8) Delírio de Fregoli

É o oposto do delírio de Capgras. É uma desordem rara na qual a pessoa desenvolve uma crença delirante de que diferentes pessoas são, na verdade, uma só, que muda de aparência usando múltiplos disfarces. O primeiro relato desse distúrbio foi feito em 1927 por dois psiquiatras que apresentaram o estudo de caso de uma mulher de 27 anos que acreditava estar sendo perseguida por dois atores que assumiam a forma das pessoas que ela conhecia ou já havia encontrado.

9) Paramnésia reduplicativa

Crença delirante de que um local foi duplicado, existindo simultaneamente em dois ou mais espaços, ou que foi deslocado para outro lugar. Por exemplo, a pessoa pode não acreditar que está no hospital onde de fato foi internada, mas sim em outro hospital, idêntico ao primeiro, localizado em outro lugar do país. O termo paramnésia reduplicativa foi utilizado pela primeira vez em 1903 pelo neurologista tcheco Arnold Pick para descrever a condição de uma paciente com suspeita de sofrer do mal de Alzheimer. A paciente insistia que havia sido transferida da clínica de Pick para outra clínica que ela dizia ser idêntica, mas estava localizada num outro bairro.

10) Síndrome da amputação

Também conhecida como transtorno dismórfico corporal, essa condição neuropsicológica faz com que o paciente sinta que seria mais feliz ou teria mais prazer tendo algum de seus membros amputados. Por trás desse desejo de amputação, parece haver motivação de fundo sexual, uma excitação que acontece quando um membro do próprio corpo é amputado, chamada apotemnofilia; ou, ainda, atração sexual por pessoas que sofreram amputação, denominada acrotomofilia. Embora possam existir separadamente, alguns indivíduos que sofrem desse tipo de transtorno apresentam ambos os desejos.

Segurar a vontade de fazer xixi por um instante pode ajudar a ter mais controle da bexiga?

Algumas pessoas sofrem de um tipo particular de incontinência urinária chamada incontinência de urgência, que ocorre quando a necessidade de urinar vem muito subitamente, geralmente antes de a pessoa conseguir chegar ao toalete. É mais comum em idosos. Um dos tratamentos é educar a bexiga prolongando os intervalos entre as micções. Começa-se o treino urinando em intervalos predeterminados, algo entre 30 minutos e duas horas (mesmo que não exista vontade de urinar). Esse tempo é, então, gradualmente aumentado, até que as micções se deem em intervalos de três a quatro horas. Desse modo, conter a micção por algum tempo ajuda a disciplinar a bexiga, embora uma pessoa saudável, sem problemas de incontinência, não tenha necessidade desse procedimento.

Outra forma de treinamento da bexiga envolve interromper o jato de urina, permitindo identificar e exercitar os músculos que controlam esse movimento (também chamados de músculos de Kegel). Esse procedimento é conhecido como exercício de Kegel; consiste na contração e descontração da musculatura pubococcígea.

Você sabia? As mulheres queimam gordura mais lentamente que os homens, a uma taxa de aproximadamente 50 calorias por dia. Muitos homens têm mais facilidade em queimar gorduras que as mulheres que, em virtude de seu papel na reprodução humana, geralmente requerem uma proporção maior de gordura corporal. O resultado é que os corpos femininos não se livram do excesso de gordura na mesma velocidade que os masculinos.

Continuo tendo uma secreção vaginal de odor forte, mesmo fazendo duchas vaginais regularmente. O que mais posso fazer?

Poderia começar parando com essas duchas. Na verdade, não é preciso ducha para manter a vagina limpa e sem odor. Isso acaba atrapalhando o sistema natural de limpeza e proteção do organismo e lava as bactérias e micro-organismos presentes na vagina que têm justamente a função de deter as doenças e a proliferação de micróbios causadores de mau cheiro. É isso que, provavelmente, está acontecendo com você. Sua vagina, normalmente, contém uma quantidade de boas bactérias chamadas lactobacilos, que ajudam a manter várias outras bactérias, chamadas anaeróbicas, em níveis baixos. As duchas regulares estão lavando esses lactobacilos, permitindo, consequentemente, que um número maior de bactérias anaeróbicas prolifere, causando corrimento e mau cheiro.

As duchas também podem abrir caminho para doenças sexualmente transmissíveis, infecções bacterianas e fúngicas, e HIV. O melhor a fazer é deixar sua vagina e o seu sistema natural de defesa se encarregarem de mantê-la limpa.

Meus períodos menstruais são geralmente muito fortes, com hemorragias e coágulos. Não gostaria de ter de me submeter a uma histerectomia para resolver esse problema. O que poderia ajudar?

Menstruações abundantes podem ser extremamente incapacitantes e, se não forem devidamente tratadas, podem levar a doenças como anemia.

Existem muitas causas possíveis, como desequilíbrio hormonal, fibromas, pólipos, infecções e problemas com a coagulação do sangue. Algumas mulheres são mais suscetíveis a hemorragias intensas, sobretudo as que estão acima do peso, nunca engravidaram, têm problemas de tireoide, diabetes ou estão com mais de 35 anos.

Você provavelmente deve precisar usar absorvente interno junto com absorvente externo nos primeiros dias da menstruação, tendo que trocar o absorvente a cada duas horas.

O melhor a fazer é procurar um médico para solicitar alguns exames de sangue e ver como andam os hormônios; a correção de algum eventual desequilíbrio hormonal pode fazer desaparecer esses sintomas.

Você pode, também, tentar usar uma pílula anticoncepcional de última geração, ou um medicamento chamado ácido tranexâmico, para encurtar as menstruações. Um anti-inflamatório chamado ácido mefenâmico diminui a inflamação (inchaço) e as contrações uterinas e também pode reduzir a perda de sangue nos períodos mais intensos; existe, além disso, o hormônio sintético noretisterona, que também pode ajudar.

Às vezes, quando rio ou espirro, perco um pouco de urina. Também ao fazer certos exercícios, como corrida, fico molhada. Tenho procurado ficar mais em casa agora por causa desse problema. O que posso fazer?

Essa é, provavelmente, uma condição chamada incontinência urinária de esforço, provocada por uma fragilidade nos músculos urinários, que perdem a capacidade de conter a urina em situações de maior pressão intra-abdominal, como ocorre ao tossir, espirrar, rir ou praticar corrida.

Existem centenas de causas possíveis da perda involuntária de urina, porém a mais comum é o prolapso genital, que é a perda de sustentação não só da bexiga, mas de órgãos como a uretra, o útero, o intestino e o reto, em razão da fragilidade dos músculos que constituem o assoalho pélvico feminino. Fibromas ou cistos do ovário também podem ser responsáveis, assim como a incompetência do esfíncter (ou seja, falta de habilidade da musculatura da uretra em oferecer resistência à saída de urina), ou um problema conhecido como instabilidade do detrusor — fragilidade na musculatura da própria bexiga.

Você realmente precisa procurar seu médico para discutir o problema. Existe uma gama de tratamentos que oferecem bons resultados, incluindo exercícios especiais, fisioterapia, tratamento medicamentoso ou cirúrgico.

É possível produzir leite mesmo não estando grávida? Recentemente parei de tomar pílulas e verifiquei uma secreção saindo dos mamilos.

Sim, as mamas podem produzir leite mesmo fora da gravidez. O hormônio responsável pela produção do leite é a prolactina, que é produzida pela hipófise ou glândula pituitária, localizada no cérebro. Certos medicamentos como metoclopramida® ou tioridazina podem fazer aumentar os níveis de prolactina, estimulando a produção do leite. Uma causa mais rara dos níveis elevados de prolactina é o crescimento benigno da glândula hipófise que hiperestimula o tecido secretor de prolactina. Exames de sangue podem ser usados para medir o padrão hormonal do seu corpo, e um exame de vista pode mostrar se há algum crescimento significativo da hipófise.

Em mulheres mais velhas, uma condição chamada ectasia ductal pode provocar descarga de leite pelos mamilos, ou descarga mamilar. O que é importante assinalar é que essa descarga pode ser sinal de uma forma maligna de doença mamária, como um câncer, e é preciso procurar o médico para examinar.

Você sabia? Um fio de cabelo de mulher mede quase a metade do diâmetro do fio de cabelo masculino. Embora possa parecer estranho, não é de se surpreender que as cabeleiras masculinas sejam mais grossas que as femininas. O diâmetro do fio capilar também varia entre etnias.

O uso de desodorantes antitranspirantes realmente aumenta os riscos de desenvolver câncer de mama?

Não existe nenhuma comprovação da veracidade dessa tese através de pesquisa extensiva. A teoria é de que, ao suprimir a transpiração sob as axilas, você inibe a eliminação de toxinas que, uma vez represadas, podem levar a um câncer. Essa ideia é biologicamente insustentável, uma vez que as axilas não são certamente via de excreção de toxinas. O cheiro característico tem a ver com a proliferação de bactérias no suor, não com as toxinas.

Outra tese sugere que os sais de alumínio contidos nos antitranspirantes são absorvidos pelo corpo e bloqueiam as glândulas linfáticas ao redor dos seios, eventualmente causando câncer. Entretanto, não existe evidência de que isso ocorra, e não se identificou nenhum componente químico de natureza carcinogênica nos desodorantes.

Os implantes de silicone nos seios são seguros? Já se escreveu tanta coisa a respeito dos riscos dos implantes, mas, com tanta controvérsia, não lembro mais a que conclusões finalmente se chegou.

Inicialmente, as preocupações surgiram em torno da segurança do silicone nos implantes de mama. Os implantes de silicone já foram suficientemente estudados e, embora tenha havido alguma preocupação com relação à sua segurança e isso tenha gerado muito debate entre profissionais e agentes da mídia, os especialistas hoje consideram infundadas essas preocupações iniciais, e silicone continua a ser o material mais usado em implantes de preenchimento.

Alguns implantes são feitos com solução salina, uma substância que existe naturalmente no corpo. Implantes com enchimento de solução salina podem contrair ou deformar com o tempo, mas vários deles já vêm equipados com uma pequena válvula, para o caso de isso acontecer. Esse tipo de implante também é considerado seguro.

Outro implante já usado é o chamado Trilucent, cujo material de enchimento é o óleo de soja, translúcido aos raios-X. Por essa característica, esse implante teria a vantagem de permitir mamografias com boas imagens, algo não muito fácil em se tratando de outros tipos de implante. Porém, depois se descobriu que, apesar de o risco de ruptura do implante ser reduzido, o óleo de soja pode, com o tempo, enfraquecer o invólucro, levando a um aumento do risco; o vazamento poderia provocar inchaço e inflamação, que só melhora com a retirada do implante. Hoje não se usa mais esse tipo de material.

Posso aumentar o tamanho do busto sem fazer cirurgia de implante?

Não, apesar de toda a propaganda por e-mail que tenta convencer do contrário. Seu busto muda de tamanho por influência dos hormônios. Você já deve ter notado mudanças em diferentes momentos do ciclo menstrual, mas é só isso. A gravidez também produz mudança, já que as mamas se preparam para produzir leite, mas também são mudanças temporárias. Já vi anúncios de exercícios, cremes, pílulas e "técnicas secretas" que prometem aumentar o tamanho do busto, mas nada disso funciona. Esse tipo de mercadoria explora a boa-fé e a insatisfação psicológica de pessoas que querem mudar a aparência, muitas vezes por questões de autoestima.

A melhor e menos invasiva maneira de aumentar o busto é usar um sutiã com aros ou enchimento, que cumprem o que prometem, ou seja, deixam-no com a aparência desejada.

Tenho 16 anos e ainda não menstruei. Todas as minhas amigas já tiveram sua primeira menstruação há um tempão. Começo a achar que deve haver alguma coisa errada comigo. O que devo fazer?

Não é tão incomum não ter tido a primeira menstruação até os 16 anos. Todo mundo passa pelas mudanças da puberdade em seu próprio ritmo. Mas acredito que você já tenha notado algumas mudanças acontecendo no seu corpo, como aumento dos seios ou aparecimento de pelos pubianos. Se você acha que nenhuma dessas mudanças aconteceu, seria o caso de procurar um médico para examinar os níveis de hormônio e checar que tudo esteja acontecendo normalmente.

Pergunte a sua mãe com que idade ela começou a menstruar. Muitas jovens têm sua primeira menstruação com a mesma idade que suas mães tiveram. Assim, a hereditariedade influencia em parte, mas não exclusivamente. Fatores como estar muito abaixo do peso, ter transtornos alimentares, ou ser atleta também podem atrasar a entrada na puberdade ou fazer falhar a menstruação. Acho que você não deveria se preocupar, a não ser que não tenha observado, mesmo, nenhuma mudança no seu corpo.

Você sabia? Os lábios têm uma coloração avermelhada por conta da grande concentração de pequenos vasos capilares logo abaixo da pele. O sangue nesses capilares é, normalmente, bastante oxigenado e, por isso, bem vermelho. Isso explica o porquê de os lábios ficarem roxos quando faz muito frio: o frio provoca a constrição desses vasos, o sangue perde oxigenação e muda a coloração.

É verdade que existe ejaculação feminina? Acho que vi isso em um filme pornô, mas não tenho certeza se não era montagem.

Isso ainda está aberto ao debate. A literatura médica não diz muita coisa a esse respeito e os médicos tampouco estudaram o assunto na faculdade, mas tem se verificado o ressurgimento do interesse em pesquisas sobre sexualidade feminina, e a ejaculação feminina faz parte desse interesse.

Muitos cientistas hoje aceitam que algumas mulheres podem ejacular uma espécie de fluido no auge da excitação sexual ou quando atingem o orgasmo. Se é um fenômeno comum, e o quão comum, que tipo de fluido é esse e se serve a alguma função são questões que vêm sendo muito discutidas.

O que pouca gente sabe é que as mulheres também têm próstata. E, aparentemente, o tecido prostático seria o melhor candidato para agente causador da ejaculação feminina. Também conhecida como glândula de Skene ou glândula parauretral, essa glândula produz um fluido leitoso, similar ao fluido que se forma nos homens, com a diferença de que não contém sêmen. Mulheres que têm essa glândula bem desenvolvida podem ser as que podem "ejacular".

Agora, por que as mulheres precisariam dessa ejaculação é uma questão raramente abordada. Alguns pesquisadores sugerem que a ejaculação feminina estaria envolvida no combate a infecções na uretra e na bexiga. Muitas secreções e fluidos produzidos pelo corpo humano, tais como saliva, lágrima e também a ejaculação masculina, são compostos por elementos que inibem a proliferação de bactérias. Infecções do trato urinário são relativamente comuns em mulheres e, muitas vezes, advêm de bactérias introduzidas na uretra durante o ato sexual. A aplicação de fluido antibacteriano na entrada do canal uretral, próximo à hora da relação, pode ajudar a combater essas bactérias.

Por que as meninas não devem se limpar passando o papel higiênico por trás?

Eis algo que se deveria ensinar às meninas desde cedo. Está relacionado com a prevenção de infecções do trato urinário. Estas são causadas por bactérias que entram pela uretra até chegar à bexiga, contaminando-a e provocando a infecção.

As meninas sofrem com muito mais frequência de infecções do trato urinário que os meninos, provavelmente em razão das diferenças de formato e extensão do canal uretral nos dois sexos. A uretra das meninas é mais curta que a dos meninos, e o orifício uretral feminino está localizado mais próximo do ânus e da vagina, regiões povoadas por bactérias. Os micro-organismos podem chegar à uretra de várias maneiras: durante o ato sexual as bactérias da região vaginal são empurradas para o canal uretral e podem acabar chegando à bexiga, onde a urina oferece um ambiente favorável à proliferação bacteriana. As bactérias também podem contaminar a bexiga das meninas quando estas, depois de evacuar, fazem a higiene, passando papel ou toalhinha higiênica de trás para frente, favorecendo a contaminação do orifício uretral com bactérias do material fecal. Essa é a razão para se treinar as meninas para sempre fazerem o movimento da frente para trás ao se limparem.

Saúde do homem

Quando estava na escola, tinha uma brincadeira de meninos que falava em coceira no saco. Isso existe?

Existe sim, e outros nomes para ela são micose na virilha, micose no saco, intertrigo, jererê. O termo médico é *Tinea inguinal* ou *Tinea cruris*, e provoca intensa coceira, formação de manchas avermelhadas, úmidas ou descamativas, que atingem a região da virilha, mas podem se alastrar até as nádegas e o abdômen. É uma infecção por fungos bastante comuns, geralmente causada por *Candida albicans* ou por fungos dermatófitos.

O tratamento é feito com cremes fungicidas vendidos nas farmácias, e é preciso manter a região da virilha sempre seca. Evitar ao máximo usar calças e roupas íntimas de tecido sintético, porque esse tipo de tecido provoca suor que pode exacerbar a micose. Outra dica: se você tem pé de atleta, pode estar passando os fungos causadores desta micose para a virilha quando veste a calça. Por isso, lembre-se sempre de calçar as meias antes mesmo de vestir as cuecas.

O que vem a ser ginecomastia? É a mesma coisa que tetas masculinas?

Tetas masculinas e ginecomastia não são, estritamente falando, a mesma coisa, apesar de as pessoas confundirem muito os dois termos. Ginecomastia é uma condição normal, encontrada geralmente nos adolescentes, quando, sob influência dos hormônios, se desenvolve um tecido denso e macio na região sob os mamilos. Geralmente é causada pelo aumento dos níveis de estrogênio durante a puberdade, e desaparece em poucos anos sem necessidade de tratamento. Portanto, é perfeitamente normal nessa idade. Pode aparecer também em adultos que fazem uso de anabolizantes, esteroides ou maconha. Eventualmente, a ginecomastia pode ser provocada por um tumor ou doença hormonal. Considere a possibilidade de fazer alguns exames para descobrir a causa exata, que pode estar relacionada à hipófise, ao fígado ou aos testículos, e, neste caso, um tratamento específico será necessário. Dentre os tratamentos medicamentosos possíveis, existem os que fazem reduzir o tecido peitoral extra; em alguns casos raros, é necessário procedimento cirúrgico.

Tetas masculinas não são a mesma coisa. Colocando em termos bem simplificados, elas são, nada mais nada menos, que acúmulo de gordura causado por dieta inadequada, estilo de vida ou falta de exercício. Esta "falsa ginecomastia" não implica qualquer crescimento glandular do peito, não podendo ser sequer palpável no exame clínico. Pode ser combatida com uma boa revisão no estilo de vida — redução de bebidas alcoólicas e adoção de um programa de dieta e exercícios.

Você sabia? A expectativa média de vida para um homem nascido no Reino Unido em 1997 é ainda abaixo de 75 anos. Trabalhadores semiespecializados ou não especializados têm expectativa de vida de menos de 70 anos. 41% dos óbitos de pessoas do sexo masculino com menos de 75 anos (são quase 60.000 por ano na Inglaterra) são causados por doenças cardiovasculares, a maior causa isolada de mortes. Desses, mais de dois terços (algo em torno de 41.000 pessoas) sofrem de doença coronariana. A cada ano, cerca de 130.000 homens de todas as idades morrem por doenças circulatórias.

Já estou com 19 anos e ainda tenho uma voz aguda, que detesto. Tem algo que eu possa fazer para engrossar a voz?

Sua constituição genética determina como você é, mas sempre existe a possibilidade de que possua menos hormônios masculinos que outros homens. Talvez seja melhor que um médico o examine para avaliar o formato do seu corpo, a distribuição dos pelos e o desenvolvimento da genitália. Se tiver alguma coisa fora do padrão, seu médico poderá pedir um exame de sangue para medir a dosagem hormonal, ou encaminhá-lo a um endocrinologista, que é um ramo da medicina especializado em problemas endócrinos e glandulares. A correção do padrão hormonal poderá ajudar na questão da voz, mas existem grandes chances de que você esteja se desenvolvendo dentro do normal e esperado. Cigarros e uísque não são, obviamente, a melhor escolha de tratamento. Existem fonoaudiólogos que podem ensinar a mudar o timbre da voz por meio de exercícios especiais.

Um homem pode desenvolver câncer de mama mesmo não tendo mama?

Na verdade, homens têm mamas e podem, sim, vir a desenvolver câncer de mama, mas isso é bem raro. De todos os casos de câncer de mama, menos de 0,5% ocorrem em homens, sendo ainda mais raro acontecer em homens com menos de 60 anos. Por esse motivo os homens não precisam checar suas mamas regularmente.

O único risco conhecido para esse tipo de câncer se desenvolver é um distúrbio cromossômico chamado síndrome de Klinefelter*, problema que parece afetar mais os homens negros.

Qual é o tamanho normal do pênis?

Esta é uma questão que preocupa muitos homens, mas não existem tamanhos normais ou adequados de pênis. Cada um tem uma constituição diferente. Alguns são enormes, outros pequenos, mas, de acordo com as pesquisas, o tamanho médio do pênis fica em torno de 8cm quando flácido e entre 13-15cm quando ereto. Existe grande variação em termos da grossura também, e a

* Trata-se de uma condição intersexual, ou seja, indivíduos do sexo masculino que apresentam também características do sexo feminino. Homens com síndrome de Klinefelter têm um cromossomo X adicional, estatura elevada, algum desenvolvimento do tecido mamário e testículos pequenos. (*N. do T.*)

classificação "*shower or grower*"* não deixa de ter um fundo de verdade. "Bráulios" que parecem impressionantemente grandes nos vestiários provavelmente não ficarão muito maiores quando eretos, ao passo que um pênis menor quando flácido expande mais com a ereção. Ou seja, o tamanho de um membro flácido não tem a ver com seu tamanho quando ereto. Estudos também demonstraram que importa menos o tamanho do pênis do que a disposição para o sexo.

Se você olhar para o seu pênis de cima, ele vai parecer menor do que realmente é. Seu pênis também pode parecer menor se você estiver com excesso de peso, porque a base do membro fica escondida pela gordura. Perda de peso fará com que o pênis pareça maior; manter os pelos pubianos curtos também. Lembre-se de que o que você já deve ter visto em filmes pornô muito provavelmente são exceções à regra, não representam o que a maioria dos caras tem.

Comprimidos para aumento de pênis funcionam? Como posso aumentar o tamanho do meu pênis?

Muitos homens estão insatisfeitos com o tamanho de seu pênis, que acham muito pequeno, mas a maioria deles possui, pelo menos em termos médicos, um tamanho de pênis dentro da média e, portanto, normal. Infelizmente, o ego masculino raramente se contenta com a "média". Um pênis só deveria ser considerado anormalmente pequeno se medisse menos de 7 cm quando ereto. A maioria dos homens que quer aumentar o tamanho do pênis na verdade possui um membro de tamanho médio.

---

* Trocadilho intraduzível para o português. Um pênis que apresenta praticamente o mesmo tamanho tanto quando ereto quanto flácido seria um pênis de exibição (*shower*), ou seja, exibe sempre o mesmo tamanho. Já membros que têm a capacidade de crescer e aumentar bastante de tamanho quando eretos, em consequência do maior afluxo de sangue no corpo peniano, são denominados crescedores (*grower*). (*N. do T.*)

Existem dois procedimentos cirúrgicos principais para aumento de pênis. O primeiro aumenta a circunferência (grossura) peniana injetando gordura retirada de outra parte do corpo. Em alguns casos, a gordura é substituída por silicone. O resultado pode ser um aumento de até 4cm na circunferência.

A segunda técnica foi desenvolvida para aumentar o comprimento do pênis. O ligamento no interior do membro é seccionado e esticado. Esta cirurgia normalmente resulta em um aumento no comprimento de cerca de 2cm.

As duas operações podem trazer complicações, como infecção, perda de sensibilidade, dor, incontinência e impotência.

Com relação aos comprimidos, bem, se de fato funcionassem, conhecendo a vaidade masculina, todos seriam portadores de gigantescos "bráulios". Mas, na verdade, esses remédios milagrosos não funcionam. Existem vários sites na internet prometendo maravilhas com produtos "naturais" para aumento de pênis. Apesar das impressionantes promessas que fazem, não existe qualquer evidência clínica de que tais comprimidos ou pomadas sejam eficazes.

Mais preocupante é o fato de que esses medicamentos — que na maioria das vezes não passam pela inspeção sanitária — podem ser perigosos para sua saúde. Algumas dessas pílulas anunciadas na internet foram analisadas e apresentaram traços de chumbo, pesticidas, a perigosa bactéria *Escherichia coli*, além de altos níveis de fezes de animais. Ouça o que dizem muitas mulheres: "Não é o tamanho do barco, mas o balanço do mar que importa."

Você sabia? Da população masculina, 28% são fumantes e 27% ingerem bebidas alcoólicas num nível que pode ser bastante prejudicial à saúde.

Existe alguma razão médica para tantos homens serem submetidos à circuncisão? Existe alguma evidência de que um pênis circuncidado seja mais saudável que um não circuncidado?

A resposta é não. Não existe razão para tantos bebês do sexo masculino serem circuncidados logo ao nascer. As evidências científicas correntes demonstram alguns benefícios potenciais para os circuncidados, tais como uma diminuição na incidência de câncer peniano, infecções do trato urinário e doenças sexualmente transmissíveis como a aids, mas tais benefícios não ocorrem em tão larga escala para justificar a circuncisão de rotina em todos os bebês homens. Na verdade, basear o procedimento na crença de que assim se estará protegendo dessas doenças e males é besteira.

Motivos médicos para circuncisão de adultos vão desde dificuldade de retração do prepúcio (fimose), inflamações recorrentes na região do prepúcio e da cabeça do pênis (balanopostite), inflamação do prepúcio (postite) e inflamação da glande (balanite). As complicações decorrentes da cirurgia de fimose em adultos incluem perda da sensibilidade, sangramento, infecções e aparência prejudicada.

Fui circuncidado quando bebê e hoje tenho insensibilidade peniana, além de detestar a aparência do meu pênis. É possível ter a pele restaurada?

Hoje não existe mais nenhuma razão clínica para fazer a circuncisão em bebês e infelizmente muitos foram submetidos à cirurgia sem precisar. Ainda há grande controvérsia a respeito dos benefícios da circuncisão. Os que são contra argumentam que pode provocar perda de sensibilidade, perda de proteção, ressecamento, calosidade e ser antiestético, e os que defendem alegam que contribui para a higiene, reduz a incidência de doenças sexualmente transmissíveis e diminui a incidência de câncer do pênis.

Algumas técnicas de restauração da pele vêm sendo desenvolvidas, mas elas podem levar tempo para funcionar e apresentar resultados. Geralmente consistem em esticar a pele remanescente usando pequenos pesos para puxá-la para frente, sobre a glande. Certamente sobrou pouca quantidade de pele solta para ser puxada e, como as células do tecido crescem muito lentamente (como a pele que nasce sobre uma ferida ou cicatriz), você deve imaginar que levará meses, ou até mesmo anos, para fazer crescer uma nova pele.

Dê uma olhada no site www.norm-uk.org para mais informações sobre o assunto.

Eu esfolei o prepúcio durante o sexo. Está bem irritado e parece não estar cicatrizando. O que posso fazer?

Você deve procurar um urologista para examinar a região. O médico vai poder avaliar se há necessidade de correção cirúrgica na pele, ou se ela precisará ser removida — numa operação de circuncisão. Até lá, tome cuidado ao ter relações e use bastante lubrificante.

É verdade que você pode "quebrar" o pênis? Já ouvi histórias sobre caras que fizeram sexo com tanto entusiasmo que partiram o pênis. Têm algum fundo de verdade ou são apenas mitos? Se o pênis não tem osso...

Na verdade é possível, sim, fraturar o pênis. É fato que não existe osso no pênis, mas o corpo peniano é dotado de uma membrana espessa que recobre as câmaras eréteis ou corpos cavernosos, e esta membrana pode romper. Não é comum, mas pode acontecer, e é muito doloroso. Só ocorre com o pênis ereto, e é consequência de um ato sexual ou masturbação muito violenta. Os homens que já passaram por esse problema relatam ter ouvido um estalo e o pênis ter ficado com uma coloração azul, ou azul-escura. É considerada uma emergência médica e o melhor meio de tratar o rompimento do tecido é cirúrgico. Hoje o principal objetivo de uma cirurgia desse tipo é aliviar a dor e prevenir problemas como disfunção erétil, dificuldade de urinar e mesmo deformidade do membro. Quanto mais rápido o tecido rompido cicatrizar, melhor será o processo de recuperação. Homens que já fraturaram o pênis são tipicamente jovens, ativos sexualmente, e ávidos para atingir o clímax rapidamente. Se acontecer, meu conselho é procurar um clínico ou um cirurgião urologista imediatamente para avaliar a situação e iniciar o tratamento.

Você sabia? O homem médio pode ter alguma doença grave ou crônica durante 15 anos de sua vida. A maioria dos homens está com peso acima do que seria considerado saudável: 45% se enquadram clinicamente na categoria excesso de peso, e outros 17% são considerados obesos.

Por que não consigo usar banheiros públicos? Não consigo urinar no mictório se tiver outros homens perto de mim.

É surpreendentemente comum que alguns homens não consigam urinar tendo outros homens por perto. Não é por nenhuma causa física, sendo uma espécie de ansiedade conhecida pelo termo "bexiga tímida". Talvez seja o caso de procurar um terapeuta cognitivo-comportamental, que pode gradualmente acostumá-lo com a ideia de urinar perto de outras pessoas.

Você também pode aprender a se autodescondicionar. Comece primeiro tentando urinar numa cabine de banheiro público com a porta fechada. Quando se sentir bem com isso, passe para a próxima etapa, que é urinar com a porta entreaberta. Em seguida, tente com a porta completamente aberta. Para fazer o treino, você pode escolher banheiros públicos bem grandes e movimentados, como em postos de gasolina ou terminais rodoviários, e iniciar urinando a uma boa distância dos outros homens. No ano seguinte, você poderá ir aos poucos reduzindo a distância, até ser capaz de usar o mictório com outros homens por perto.

Os homens também têm uma queda na produção de hormônios como as mulheres na menopausa?

Conhecido como andropausa, este é um problema bastante controverso. Parece estar relacionado à fadiga, falta de motivação, dificuldade de concentração e perda do desejo sexual que muitos homens de meia-idade experimentam. Não há nenhuma queda mensurável do nível de hormônios masculinos no sangue de um homem de meia-idade (diferentemente das mulheres, cujo nível de estrogênio cai dramaticamente na menopausa), mas alguns pesquisadores estão convencidos de que, ao passo que o nível global de testosterona não modifica, os receptores das células (que normalmente respondem à testosterona) perdem a sensibilidade. Isso significa que, apesar de o hormônio estar presente, o corpo não mais responde a ele.

Os níveis hormonais podem ser medidos, e suplementos de testosterona estão disponíveis em uma variedade de formas, desde cápsulas, adesivos e gel.

Reposição de testosterona pode melhorar um grande número de disfunções, inclusive diabetes e disfunção erétil.

As 10 maiores ameaças à saúde do homem

1) Câncer

Câncer de pulmão é a principal causa de mortes por câncer entre os homens, seguida pelo câncer de próstata e da região retal. Para reduzir os riscos de câncer, não fume, mantenha o peso em um padrão saudável, adotando uma dieta balanceada, pratique exercícios regularmente, e beba com moderação. Você deve também limitar a exposição ao sol.

2) Doenças do coração

O risco de contrair esse tipo de doença pode ser reduzido optando por um padrão de vida mais saudável, não fumando, mantendo uma dieta alimentar rica em vegetais, frutas, grãos integrais, fibras e carnes brancas (como peixe, por exemplo). Além disso, elimine alimentos ricos em gorduras saturadas e sódio. Alterações como pressão alta e índice elevado de colesterol também devem ser tratadas.

3) Traumatismos

Entre os maiores causadores de acidentes fatais estão os acidentes automobilísticos, portanto, sempre use o cinto de segurança, observe os limites de velocidade permitida, não beba ou use drogas quando for dirigir, e certifique-se de estar bem descansado.

Quedas e envenenamento também são causas importantes de acidentes fatais. Instalar um detector de monóxido de carbono em local próximo aos dormitórios é uma medida que pode salvar vidas.

4) Infarto

Você não pode controlar todos os fatores de risco de infarto do miocárdio, tais como histórico familiar, idade e grupo étnico.

Mas pode controlar outros fatores, como cigarro, colesterol alto e hipertensão arterial.

5) Doenças crônicas respiratórias

Grupo de doenças crônicas dos pulmões que incluem bronquite e enfisema pulmonar. A causa principal geralmente é o fumo, então, mais uma vez, elimine os cigarros da sua vida.

6) Diabetes do tipo II

É o tipo mais comum de diabetes. As complicações incluem doença coronariana, cegueira, problemas neurológicos e comprometimento dos rins. Para prevenir o diabetes, faça uma dieta de emagrecimento se estiver acima do peso e adote uma alimentação rica em frutas, verduras e carnes magras; além disso, inclua uma atividade física em sua rotina diária.

7) Gripe

A gripe é um tipo comum de infecção por vírus, mas as complicações decorrentes dela podem ser fatais, especialmente para aquelas pessoas com um sistema imunológico frágil ou que sofrem de doença crônica. A melhor coisa a fazer para prevenir é tomar uma dose anual de vacina contra a gripe.

8) Suicídio

Um fator de risco importante é a depressão. Se você achar que está deprimido, consulte um médico, porque existe tratamento para esse mal.

9) Doenças renais

Falência dos rins está geralmente associada à complicação por diabetes ou hipertensão, portanto, é fundamental que diabéticos e hipertensos mantenham, junto ao médico, essas duas doenças sob controle.

10) Mal de Alzheimer

Não se conhece nenhuma medida comprovada de prevenção do Alzheimer, mas alguns procedimentos podem ajudar: cuide sempre do coração, evite traumas na cabeça, controle o peso, não fume, e mantenha sua mente em forma.

Estou com 21 anos, mas ainda não tenho barba. Minha estatura é baixa, muita gente diz que eu não aparento a minha idade. Isso é normal?

Existe uma enorme variação na quantidade de pelos faciais que um homem possui. Uma vez que você tenha passado pela puberdade com desenvolvimento sexual normal e tenha pelos pubianos, não parece ser qualquer espécie de problema hormonal. Alguns homens, por natureza, têm pouca barba, e não existe muito a fazer a esse respeito. O que não quer dizer, contudo, que seja uma característica que não possa mudar com o tempo. Não é incomum que a quantidade de barba continue aumentando entre os 20 e 30 anos. Isso aconteceu comigo.

De vez em quando eu vejo sangue no sêmen, e isso me deixa apavorado. É grave?

Sangue no sêmen pode ser muito alarmante ao ser visto, mas em geral não é grave e não requer qualquer tratamento. Não é provocado por muito sexo, ou sexo muito vigoroso. Pode ser decorrência de uma inflamação na próstata ou mesmo microcálculos na bexiga. Irritações nos testículos ou infecções sexualmente adquiridas também podem provocar pequenos sangramentos. Raramente é provocado por algo mais maligno, como um câncer, mas se persistir o problema, o melhor a fazer é procurar um médico e fazer um check-up.

Você sabia? 31% dos óbitos de homens com menos de 75 anos (são quase 48.000 por ano na Inglaterra) são provocadas por câncer, a segunda causa de morte mais comum. A cada ano, mais de 124.000 homens de todas as idades recebem o diagnóstico de câncer, e cerca de 80.000 morrem em decorrência dessa doença. O câncer de próstata é o tipo que mais afeta os homens. Cerca de 22.000 pessoas do sexo masculino recebem diagnóstico de câncer de próstata a cada ano na Inglaterra, e por volta de 9.500 morrem. Há previsões de que o número de novos casos de câncer diagnosticados triplicará nos próximos 20 anos.

De vez em quando me aparece uma irritação vermelha, realmente incômoda, na cabeça do pênis. Às vezes coça e provoca muito desconforto. O que pode ser?

A causa mais provável dessa irritação é balanite (uma inflamação na glande, a cabeça do pênis). Não é transmitida sexualmente, deve-se a uma proliferação de micro-organismos normalmente encontrados sob a pele. Por esse motivo, é mais comum em homens não circuncidados. É muito importante retrair a pele e lavar a região cuidadosamente, diariamente e após a relação sexual. Normalmente não requer tratamento específico, mas alguns cremes ou pomadas fungicidas encontradas em farmácias podem ajudar a acelerar a melhora.

O melhor conselho é, portanto, manter a região sempre limpa e seca. Se você está tendo isso de forma recorrente, precisa ser muito persistente com o tratamento, e mantê-lo por pelo menos mais duas semanas depois da irritação ter desaparecido, para prevenir uma recidiva.

Algumas vezes, a irritação recorrente pode ser sinal de diabetes, então, se estiver acontecendo repetidamente, é melhor consultar um médico para ver se não é o caso de avaliar os índices de glicose na urina através de exame laboratorial.

Socorro, meu pênis está entortando! Por que isso acontece?

Os pênis podem ter variadas formas e tamanhos, particularmente quando em estado flácido. Quando eretos, tendem a ser mais semelhantes uns aos outros em termos de tamanho e formato. Um pênis ereto normal faz uma pequena curva, mas pode também inclinar mais para um lado (até 30 graus) sem causar nenhum problema.

Se o seu estiver parecendo cada vez mais curvo e isso estiver provocando dor, pode ser por um problema chamado doença de Peyronie, que costuma afetar 4% dos homens acima dos 40 anos, e cuja causa exata se desconhece. Aparentemente, a inclinação é resultado de uma contusão no membro ereto (que pode não ter sido notada). Esta contusão faz com que o tecido esponjoso erétil inflame, o que pode abrir uma cicatriz na superfície do tecido peniano. A inflamação e a cicatriz fazem a epiderme contrair e endurecer, provocando a inclinação do membro. Algumas pessoas podem ser geneticamente predispostas à doença de Peyronie, pois ela é mais comum em algumas famílias.

Tire uma foto do pênis ereto para mostrar ao seu médico. Pode ajudar no diagnóstico. É muito difícil diagnosticar a doença de Peyronie pelo exame do pênis flácido: alguns urologistas induzem a ereção com substâncias químicas para poderem fazer uma avaliação mais precisa.

Suplementos de vitamina E geralmente são eficazes em diminuir a dor e a deformidade. Os medicamentos usados para tratar essa doença incluem Tamoxifen® (citrato de tamoxifeno), também usado para tratar câncer de mama, e Verapamil®, que costuma ser ministrado em casos de pressão alta.

Ondas magnéticas de alta energia também podem ser adotadas para redução da dor e da deformidade.

Se o problema permanecer por mais de um ano, sem resposta a todas essas alternativas de tratamento, provavelmente será o caso de correção cirúrgica. Uma das técnicas disponíveis envolve seccionar o tecido do lado oposto do corpo peniano, para balancear a região afetada. O pênis voltará a ficar reto, mas pode ter o tamanho reduzido (de 1 a 3cm). Outra técnica utilizada é a implantação de algum tecido, normalmente uma veia da virilha ou do tornozelo, na área afetada. Isto faz com que o tecido endurecido fique novamente flexível, sem provocar redução no tamanho, porém, alguns homens podem ter dificuldades em conseguir uma ereção após a cirurgia.

Você poderia falar a respeito do câncer de testículo? Basta encontrar um caroço para saber que se está com este câncer? O que fazer para diminuir os riscos?

Câncer de testículo é o mais comum entre os homens jovens ingleses, todavia são ainda raros e existem várias outras possíveis causas para os caroços localizados no testículo: inflamação dos canais de armazenamento de esperma (epididimite); cistos escrotais e hérnias; hidrocele, que é um acúmulo de fluido no saco escrotal e pode parecer um caroço; varicocele, conjunto de vasos sanguíneos que se distendem no escroto; orquiepididimite, uma inflamação no testículo, em geral causada por bactérias ou pelo vírus da caxumba; e o testículo pode sofrer uma torção e ficar inchado e dolorido por esse motivo.

Você pode notar dor e inchaço na região dos testículos ou virilha, mas, na verdade, apenas um pequeno número de tumores são doloridos. O caroço é o primeiro sinal mais comum, bem como uma sensação de peso no saco escrotal. Algumas vezes pode aparecer secreção, bem como aumento e sensibilidade da área do peitoral e cansaço.

Ter testículos que não desceram é o fator de risco: nesse caso, mesmo que tenha sido corrigido cirurgicamente, levará seu portador para o grupo de maior risco. A idade também é outro fator de risco: é comum o câncer dos testículos afetar homens jovens entre os 15 e os 35 anos. É também mais comum entre homens brancos.

Lembre-se de que a maioria dos cânceres dos testículos são tratáveis e curáveis se detectados precocemente, portanto certifique-se de fazer o autoexame todos os meses.

Quando jovem tive um câncer no testículo que foi tratado e curado. Gostaria de saber se isso pode deixar como sequela algum problema de infertilidade.

Se você teve um testículo removido, não deve haver qualquer alteração em sua fertilidade, desde que o outro esteja funcionando normalmente. Caso a cirurgia tenha sido muito invasiva e você tenha tido vários nódulos removidos também, pode haver algum dano nos nervos que garantem a função erétil e a ejaculação, mas isso seria notado logo após a operação. Se você passou por tratamento de radioterapia, isso pode interferir na produção de esperma, mas o efeito teria sido temporário. Já a quimioterapia pode afetar a fertilidade, razão pela qual tem sido oferecido a homens em tratamento de câncer a opção de coletar e congelar o esperma antes de iniciar o tratamento.

Tenho uma coroa de pequenas bolinhas brancas em volta da cabeça do pênis. Fico preocupado que seja herpes, mas já tenho isto há bastante tempo. O que devo fazer?

Isso que você descreve parece uma alteração completamente inofensiva que alguns rapazes costumam apresentar chamada "pápulas peroladas penianas", cujo nome técnico é *hirsuties papillaris genitalis*. São benignas e não são causadas por infecção sexualmente transmissível. Não sabemos muito sobre o porquê de elas se formarem, mas, com certeza, não têm nada a ver com atividade sexual ou higiene pessoal. São bastante comuns em homens em seus 20, 30 anos, bem como naqueles que foram circuncidados. Se forem muito proeminentes e visíveis e afetarem sua autoconfiança, podem ser removidas por ablação a laser, mas isso raramente é necessário.

Você sabia? O seu cérebro opera com a mesma quantidade de energia de uma lâmpada de 10 watts. O cérebro gera a mesma quantidade de energia que uma pequena lâmpada, mesmo quando dormimos.

Estou sempre lendo e me informando sobre câncer na próstata, mas o que é a próstata exatamente? O que ela faz?

A próstata é uma pequena glândula do tamanho de uma noz ou caroço de ameixa que fica localizada sob a bexiga, na parte interna das nádegas. O canal pelo qual sai a urina passa no meio dela. Sua função é produzir o fluido que forma o sêmen, o líquido onde nada o esperma. Ela pode contrair infecções crônicas, pode aumentar gradativamente e afetar a função urinária, e pode também desenvolver câncer. Os sintomas desses problemas incluem dor, vontade de urinar cada vez mais frequente, dificuldade na micção, gotejamento depois de urinar e ter de levantar diversas vezes durante a noite para urinar. Um problema bastante comum que costuma atingir os homens por volta dos 50 anos é a hipertrofia benigna de próstata, ou HBP, condição que não tem nada a ver com câncer, mas pode ter como efeito obstruir o fluxo da urina causando os sintomas descritos acima. Não há indicação de tratamento caso os sintomas não sejam por demais incômodos, caso em que se costuma prescrever medicamentos para diminuir a glândula ou cirurgia para reduzir a constrição da uretra.

É verdade que o pênis encolhe à medida que envelhecemos? Os homens idosos que eu conheço de fato parecem ter membros menores que os rapazes.

Não, você ficará aliviado em saber, isso não acontece. Na verdade, o tamanho do pênis permanece mais ou menos o mesmo desde a puberdade, o que aumenta é a quantidade de gordura localizada na região abdominal e pubiana, e esta gordura "afunda" o pênis, fazendo com que ele pareça menor. O que de fato diminui, no entanto, é a força e a frequência das ereções. A melhor maneira de evitar este problema de "encolhimento do pênis" é manter o peso sob controle desde já.

O pedaço de pele que conecta a pele do prepúcio ao pênis rompeu, provocando dor e sangramento. Ela precisa ser religada?

Isto é popularmente conhecido como "quebrar a corda da viola"*, e pode acontecer eventualmente, sobretudo se essa junção da parte frontal da cabeça do pênis com o prepúcio for muito curta. Este pequeno pedaço de pele que você diz ter se rompido se chama frênulo do pênis (freio). Ele pode se reconstituir sozinho em até duas semanas, embora às vezes a cicatrização provoque seu encurtamento, o que pode levar à repetição do problema. Se for este o caso, talvez uma cirurgia de circuncisão seja a melhor solução, por isso minha sugestão é de que você procure o seu médico para uma consulta.

Por que, mesmo quando estou imóvel, posso sentir minhas bolas se mexendo? Isso acontece no banho, ou quando estou deitado na cama. É normal acontecer?

Todo homem sabe que os testículos ficam meio soltos e frouxos quando a temperatura está quente e se retraem para o interior do corpo no frio. O mesmo acontece quando entram em contato com água fria. Os testículos ficam contidos em uma bolsa de pele chamada escroto e são anatomicamente posicionados "fora" do corpo para que mantenham uma temperatura abaixo da temperatura corporal. Isso garante que eles estejam preparados em termos bioquímicos para cumprir suas duas principais funções — produzir esperma e produzir e liberar testosterona —; mas, ao mesmo tempo, torna-os bastante vulneráveis, como todo rapaz deve saber.

* No original, "*snapping the banjo string*". (*N. do T.*)

Existe, no entanto, um reflexo interessante e quase extinto chamado "reflexo cremastérico" (relativo ao músculo cremaster), que é um movimento involuntário. Ocorre quando a parte interna da coxa de um indivíduo em repouso é tocada e o cremaster se contrai fazendo com que os testículos se afastem da área que está sendo tocada. Este reflexo surgiu para proteger os testículos no tempo em que os seres humanos andavam nus.

Dois grandes músculos estão envolvidos nos movimentos que você descreve: o cremaster, que acabamos de mencionar, e o dartos, responsável por movimentar os testículos para cima e para baixo no interior da bolsa escrotal. E a principal razão para esse movimento que você vê está relacionada à regulação do calor. O músculo cremaster expande e contrai de acordo com a temperatura.

Outra curiosidade: os testículos também se movimentam durante a excitação sexual. Eles se elevam pouco antes da ejaculação para ficarem em contato com o corpo, e aumentam de tamanho em virtude da vasocongestão, a acumulação de sangue na pélvis, que ocorre com a excitação.

Se a excitação sexual se mantiver por bastante tempo, os testículos podem até dobrar de tamanho, retornando ao tamanho normal após o orgasmo. Enfim, os movimentos que você observa são, sim, normais.

Você sabia? O músculo mais forte do corpo humano é a língua. Embora não se possa erguer muito peso com a língua, ela é de fato o músculo mais forte em relação ao seu tamanho.

Tenho uma longa veia varicosa em um dos testículos. Devo tratá-la? Como?

Varizes nas veias da região do escroto, também conhecidas como varicocele, estão geralmente associadas a uma dor muito incômoda, especialmente quando na posição de pé. Em alguns homens, a varicocele pode chegar a interferir na função erétil. Como elas provocam um aumento no afluxo de sangue na área, podem fazer elevar a temperatura dos testículos e, por isso, diminuir a qualidade e a quantidade de esperma. Tudo isso significa que, se os sintomas forem muito significativos, se o tamanho das veias for motivo de preocupação ou se houver problemas de fertilidade envolvidos, você pode remover as varizes cirurgicamente. Caso contrário, deixe-as para lá. A operação consiste em uma incisão feita na bolsa escrotal para que as veias dilatadas sejam seccionadas e amarradas, e as muito deformadas removidas. A recuperação se dá, em geral, em uma semana.

Você sabia? O índice de suicídios entre os homens tem aumentado. Nos últimos 25 anos, o índice de suicídios de homens na faixa de 15-24 anos dobrou.

Eu adoro andar de bicicleta, mas meus amigos implicam dizendo que pedalar muito pode fazer meu pênis encolher. Pode ser verdade?

Infelizmente, tem um fundo de verdade nisso, sim. Pedalar por muito tempo pode pressionar excessivamente o períneo, causando a contração do pênis e do escroto. É conhecido entre os atletas como "bolas de ginásio" ou "trauma do selim".

Reparei que seus amigos não falaram em impotência. Apesar de ainda se estar investigando a veracidade da "impotência de ciclista" — em grande medida por não haver estudos qualificados ou cientificamente aceitáveis sobre o tema —, existe uma grande quantidade de casos e evidências clínicas que confirmam que longos períodos pedalando podem causar dormência e desconforto na região genital, bem como impotência temporária.

Parte do problema tem a ver com o fato de que selins muito longos, estreitos e duros comprimem o períneo, os nervos e os vasos sanguíneos que irrigam o pênis e controlam e mantém a ereção.

O número de jovens ciclistas que procuram os médicos para consultas sobre problemas de impotência certamente aumentou. Porém, muito provavelmente, isso tem mais a ver com os traumas causados por acrobacias, como, por exemplo, descidas de escada com bicicleta.

Um urologista amigo meu diz que existem dois tipos de ciclistas: os que são impotentes e os que virão a ser.

Tudo isso pode ser evitado investindo em um bom e anatômico selim.

Saúde infantil

É verdade que açúcar torna as crianças hiperativas?

É um clássico depois de festas infantis: crianças selvagens, totalmente fora de controle, correndo pela casa, transbordando de excitação e aparentemente embriagadas de doces e brigadeiros. Mas não é exatamente o açúcar o verdadeiro vilão.

Montanhas de pesquisas têm sido feitas para demonstrar que o açúcar não afeta o comportamento das crianças — apesar de muitos pais, compreensivelmente, acharem isso difícil de ser verdadeiro. Uma análise dos dados de 12 estudos de larga escala, alguns dos quais focaram especificamente as crianças com diagnóstico de transtorno do déficit de atenção com hiperatividade (TDAH), não revelou qualquer diferença entre o comportamento de crianças que haviam ingerido alimentos com açúcar e aquelas que não haviam. Um artigo publicado no *Journal of Abnormal Child Psychology* relata uma pesquisa que demonstra que o suposto aumento de comportamentos hiperativos está, na verdade, mais relacionado à expectativa dos pais. No estudo, os pais receberam a informação de que seus filhos haviam comido alimentos doces e foram em seguida solicitados a classificar o comportamento de seus filhos nas horas seguintes. Esses pais reportaram um índice bem alto de problemas comportamentais em seus filhos, embora as crianças só tenham consumido sucos de fruta sem açúcar. Isso demonstrou que os pais que acreditavam que os filhos tinham ingerido bebidas doces tendem a classificar o comportamento deles como hiperativo, mesmo que, na verdade, as crianças não tenham consumido açúcar.

A crença de que açúcar provoca hiperatividade deve-se quase que certamente a algo que os pesquisadores definem como fator de confusão (fatores confundentes); alimentos e bebidas açucaradas são, em geral, associados a outras substâncias como edulcorantes, flavorizantes, conservantes e adoçantes. As evidências sugerem ser muito mais provável que sejam essas as substâncias causadoras de alterações no comportamento infantil. O açúcar é o fator de sugestão e, apesar de estar de fato presente, não é o verdadeiro responsável pelas alterações no comportamento.

Tem algum problema em deixar os cães lamberem o rosto das crianças? Minha mãe costuma dizer que isso pode cegar os pequenos, e agora me sinto terrivelmente culpada.

Deixar que os cães se aproximem e lambam seus filhos não vai provavelmente causar nenhum mal. Certamente não é uma coisa muito higiênica, já que cães costumam cheirar as fezes de outros animais e comem coisas nojentas. Pelo menos o meu costuma fazê-lo! Um micróbio bem comum, que pode ser passado quando se beija um cachorro, é a bactéria Estreptococos, frequente em famílias com cachorros e com crianças que costumam beijá-los.

Outro risco possível — provavelmente é a este que sua mãe se refere — é o de pegar toxocaríase (*Toxocara canis*), que pode ter como consequência a cegueira. Apesar de o risco ser bem pequeno, os humanos podem ser infectados por larvas presentes em solos contaminados por fezes de cachorro. A atração que os filhotes exercem sobre as crianças, junto à tendência das crianças pequenas de colocar tudo na boca, coloca-as em risco, mas o contato direto com cães não é, normalmente, uma via de transmissão dessas doenças.

Você sabia? Os índices de mortalidade infantil variam de maneira significativa nas diferentes regiões do planeta — três quartos das mortes de criança acontecem na África e no Sudeste Asiático. Cerca de dois terços dessas mortes poderiam ser evitados pelo acesso a práticas de cuidado e atenção primária nos primeiros cinco anos de vida.

Meu filhinho de dois anos tem o horrível hábito de prender a respiração quando está transtornado ou contrariado. Ele já chegou a ficar azul e até inconsciente, e isso me apavora. Como posso prevenir e o que fazer caso ele volte a fazer isso?

Seu filho deve estar tendo típicos ataques de suspensão de respiração, situação que pode acometer crianças pequenas, e que podem, sim, ser assustadoras para os pais. Existem dois tipos: o tipo "azul", quando a criança esvazia os pulmões, para de respirar, fica azul e desmaia (que parece ter sido o que aconteceu com seu filho), e um tipo mais raro de desmaio ou palidez que pode acompanhar uma situação traumática ou dolorosa. Nenhum dos dois tipos poderá afetar mais seriamente seu filho, e geralmente as crianças deixam de fazer isso com o tempo, frequentemente quando atingem a idade escolar. Nesse meio-tempo, tudo o que você precisa fazer é protegê-lo para evitar que se machuque quando cair no chão com o desmaio. Assoprar o rosto da criança, como muitos guias de cuidados infantis sugerem, não é necessário; a criança voltará a respirar novamente sozinha.

Qual é a melhor alimentação para o bebê?

A partir dos seis meses você pode começar a dar ao seu bebê alguns alimentos sólidos, introduzindo, aos poucos, diferentes texturas e sabores, desde as papinhas até crocantes cenouras raladas, e, depois, partir para pequenas porções de alimentos que precisarão ser mastigadas. É importante cuidar para que a dieta do bebê contenha um conjunto balanceado de vitaminas e minerais de todos os grupos alimentares, porque nesta fase o crescimento é acelerado. Carnes, peixes, laticínios, frutas secas, vegetais e vitaminas são fontes excelentes de ferro e proteína. Leite integral e laticínios garantem o aporte de cálcio para ajudar a ter dentes e ossos fortes. Pães e cereais fornecem montes de energia, e cinco pequenas porções de frutas e vegetais por dia garantem as fibras. Minha sugestão é evitar ovos e mariscos crus, alimentos que podem causar graves infecções alimentares. As nozes devem ser sempre esmagadas ou fatiadas para evitar engasgos, e evitadas caso haja histórico de alergia a elas. É sempre melhor oferecer várias refeições nutritivas em pequenas quantidades do que querer que a criança coma uma grande quantidade de comida de uma só vez.

Como saber se meu filho está sofrendo abuso?

Eis um assunto com o qual nenhum pai ou mãe quer ter que se preocupar, mas é importante saber para ajudar a prevenir. O abuso infantil pode ser classificado em quatro tipos: físico, sexual, emocional e negligência. A criança pode sofrer mais de um tipo de abuso ao mesmo tempo.

Pode ser extremamente difícil determinar, com certeza, se a situação de abuso está realmente acontecendo, e sempre é bom lembrar que uma acusação de abuso pode ter consequências devastadoras; existem, contudo, sinais que podem indicar ocorrência de algum tipo de abuso. Cortes sem explicação, ferimentos, queimaduras, mordidas ou marcas no corpo da criança, inchaços, dores ou ferimentos próximos aos genitais ou à boca da criança são possíveis pistas, assim como alterações no comportamento da criança, que pode tornar-se retraída, reservada ou pegajosa, apresentando medo, evitando os adultos, tendo problemas na escola, pesadelos, enurese noturna ou até mesmo passando a ter um comportamento agressivo ou antissocial. Se o abuso tiver natureza sexual, a criança pode demonstrar um interesse inadequado ou precoce sobre temas de conotação sexual, desproporcional à sua idade. Ou, inversamente, pode evitar falar sobre qualquer coisa relacionada ao sexo ou à sexualidade.

Lembre-se sempre de que qualquer um desses sinais pode ter uma variedade de outras explicações e não necessariamente significar que a criança está sendo molestada — fazer pipi na cama (enurese noturna), por exemplo, é algo bastante comum e que pode afetar qualquer criança. Portanto, use seu bom senso e não tenha medo de falar ou procurar ajuda se notar qualquer coisa preocupante no comportamento de uma criança.

Você sabia? De 3% a 8% dos bebês são afetados por transtornos do desenvolvimento, tais como déficit de atenção com hiperatividade (TDAH) ou retardo mental?

Quando devo começar a conversar com meus filhos sobre sexo?

Muitos adultos acham que conversar sobre sexo com os filhos é muito difícil ou embaraçoso, mas isso não deveria ser obstáculo a que eles tenham uma boa educação sobre os fatos da vida. Muitos profissionais da minha especialidade médica concordariam que a educação sexual das crianças é tão ou mais importante que ensinar-lhes boas maneiras à mesa ou amarrar os sapatos. Conhecer o corpo e o sexo desde cedo faz com que a criança já comece a discernir o certo do errado e, o que é muito importante, seja capaz de identificar quando um adulto se comporta ou a toca de maneira inadequada. Mostrar que é permitido conversar abertamente sobre sexo fará com que a criança aprenda que ela sempre pode contar com você caso haja algo preocupando-a com relação a sexo, ou quando precisar discutir temas como gravidez, doenças sexualmente transmissíveis, por exemplo. Tudo isso tende a naturalizar esses temas, acabando com tabus, além de ensinar às crianças a se cuidar, a se prevenir.

Existe um grande mito de que a educação sexual das crianças irá encorajá-las a procurar o sexo mais cedo. Na verdade, conhecer os fatos e questões em torno da sexualidade em geral diminui a tendência a querer experimentar o sexo antes da hora. A dica é deixar que a curiosidade sobre o sexo surja naturalmente, e não pressioná-la para um assunto que ela não queira conversar.

Eu sugiro começar desde cedo, o que ajudará a tornar a conversa menos embaraçosa tanto para o adulto quanto para a criança. A puberdade pode ser um momento muito assustador para um adolescente; o melhor é explicar da maneira mais simples e direta o que está acontecendo com o seu corpo, e por quê. A educação sexual deveria ser progressiva ao longo do desenvolvimento, desde a infância, e não aquela palestra constrangedora quando os jovens chegam à adolescência.

Nunca é demais lembrar que o sexo não é meramente um processo mecânico ou apenas físico. Converse também sobre os aspectos emocionais do ato de amor; não deixe que o sexo se torne um tabu, isso faria com que a criança crescesse achando que sexo é errado, quando na verdade ele é parte de um relacionamento normal e saudável entre seres humanos.

Você sabia? A pneumonia é a maior causadora isolada de mortes em crianças com menos de cinco anos. Dos cerca de 154 milhões de casos de pneumonia anuais, quase três terços ocorrem em apenas 15 países.

Como saber se meu filho tem déficit de atenção?

O transtorno do déficit de atenção com hiperatividade (TDAH) é o mais comum transtorno comportamental que afeta as crianças. No Reino Unido, 5% das crianças apresentam esse diagnóstico. É uma condição clínica que não deve ser confundida com excitabilidade, ou um comportamento infantil agitado. Pode ser predominante em algumas famílias e existem teorias que creditam essa condição a um desequilíbrio neuroquímico no cérebro. Como resultado desse desequilíbrio, o cérebro apresenta dificuldade em processar todas as informações e estímulos que recebe.

Os sintomas do TDAH geralmente começam a aparecer por volta dos 4 anos de idade. Os sinais clássicos incluem pouca concentração, alta dispersão e distração, inquietação, comportamento irrequieto, dificuldade em permanecer sentado ou em se levantar quando solicitado, dificuldade em seguir instruções, em esperar a vez, ou tendência a interromper os outros. As crianças afetadas também demonstram dificuldade em brincar calmamente, geralmente pulando de uma atividade incompleta para outra. Podem apresentar também pouco ou nenhum sentido do perigo, o que faz com que elas impetuosamente procurem atividades ou jogos arriscados sem pesar as consequências. Porém, diferentes crianças com TDAH apresentarão diferentes sintomas.

Embora não exista cura para TDAH, existem tratamentos que podem ajudar a lidar com os aspectos emocionais envolvidos e a controlar os sintomas.

Os 10 transtornos de fundo cultural mais bizarros

1) Síndrome de Koro

A síndrome de Koro ou de redução genital é um transtorno psicológico caracterizado por delírios de que o pênis está encolhendo e se retraindo para dentro do corpo, acompanhado por pânico e medo de morrer. Os delírios têm origem em algumas práticas culturais e na metafísica chinesa. Já se acreditou que a síndrome de Koro fosse transmitida por alguns alimentos. No ano de 1967 houve uma epidemia de Koro em Cingapura, depois de os jornais locais terem veiculado a notícia de casos da doença decorrentes de ingestão de carne de porcos que haviam sido vacinados contra febre suína. Além de provocar a queda nas vendas da carne de porco, centenas de casos foram registrados depois da notícia que, muito provavelmente, foi mais um caso de histeria coletiva.

2) Síndrome de Shenkui

Também com origens culturais na China, é uma síndrome que envolve sintomas marcantemente ansiosos ou de pânico, acompanhados de queixas físicas para as quais nenhuma causa é encontrada. Os sintomas incluem tonturas, dores nas costas, fadiga, fraqueza geral, insônia, sonhos e queixas frequentes de disfunção sexual (como impotência ou ejaculação precoce). Esses sintomas costumam ser atribuídos à perda excessiva de sêmen em virtude de relações sexuais muito frequentes, masturbação, polução noturna ou "urina turva branca", que se presume conter sêmen. A perda excessiva de sêmen é temida em algumas culturas chinesas por representar a perda da essência vital de um indivíduo do sexo masculino, daí se acreditar que constitui uma ameaça à vida.

3) Gururumba

Transtorno que aparece especificamente na Nova Guiné. Gururumba quer dizer "transtorno do homem selvagem". Trata-se de um episódio em que a pessoa afetada (geralmente um homem casado) começa a assaltar as casas vizinhas, roubando objetos que acredita serem de valor, mas que raramente o são. O indivíduo com Gururumba pode se refugiar em uma floresta ou lugar ermo, retornando dias depois sem os objetos ou com amnésia. Pessoas acometidas apresentam uma fala acelerada e confusa, com discursos sem sentido.

4) Transtorno de Saora

Visto entre os membros da tribo Saora, do estado de Orissa, na Índia, esse transtorno é caracterizado por homens e mulheres jovens que exibem padrões de comportamento anormais que os especialistas em saúde mental do ocidente provavelmente definiriam como doença ou transtorno mental. Essas pessoas podem chorar ou rir em momentos não apropriados, apresentar perda de memória e passar pela experiência — ou se referirem a ela — de se sentirem permanentemente atacadas por formigas, mesmo quando não há nenhuma formiga por perto. São geralmente adolescentes ou jovens adultos que estão sob profundo estresse psicológico causado por grande pressão social vinda de parentes e amigos.

5) Berserkers

Berserkers refere-se a guerreiros de origem nórdica. O termo vem da palavra "baresark", que designava uma casta de guerreiros ligados ao deus viking Odin, descritos como tendo a incrível capacidade de, mesmo sem armaduras, repelir armas e ataques dos inimigos. Eram acometidos por uma fúria assassina (ou *Berserkergang*) sempre antes de entrarem numa batalha, mas também manifestavam esse comportamento ao executarem trabalhos pesados. Os homens afetados são capazes de feitos normalmente tidos como humanamente impossíveis. Acredita-se que o transtorno comece com um violento bater e ranger dos dentes, que provoca uma grande raiva e leva os afetados a uivar como animais selvagens, morder a borda dos escudos e derrubar o que encontrarem pela frente, sem discriminar amigo de inimigo.

6) Psicose de Wendigo

Um transtorno mental que costumava afetar os indígenas norte-americanos das tribos do ramo Algonquiano, no qual os indivíduos afetados apresentam um desejo intenso de comer carne humana e acreditam que estão se tornando canibais. Os que sofrem dessa síndrome podem ameaçar as pessoas próximas ou agir violentamente e desenvolver comportamento antissocial. Embora muitos estudiosos neguem a existência dessa síndrome, existe um grande número de relatos confiáveis que sugerem fortemente a possibilidade de essa psicose realmente existir.

7) Doença dos fantasmas

Condição que aflige muitas tribos indígenas norte-americanas, como os Navajo, por exemplo. Acredita-se estar associada aos mortos ou moribundos; muitas vezes tem vinculação com bruxaria. Considerado um transtorno psicótico, provoca um conjunto de sintomas, como fraqueza geral, perda de apetite, sensação de sufocação, pesadelos recorrentes e um sentimento invasivo de terror. Os que são acometidos por esse transtorno atribuem sua causa aos fantasmas (*chindi*).

8) Pânico homossexual

Termo cunhado pelo psiquiatra Edward J. Kempf em 1920. Descreve um episódio agudo, breve e reativo de psicose que envolve delírios e alucinações em que a pessoa acometida se vê acusada de exercer atividades de natureza homossexual. Costuma surgir com frequência entre pessoas que sofrem de transtornos de personalidade esquizoides. Surtos geralmente ocorrem em situações ou ambientes que envolvem intimidade forçada, como dormitórios ou acampamentos militares, e de fato foi bastante comum durante as operações militares na Segunda Guerra Mundial, quando as barracas dos acampamentos não ofereciam qualquer privacidade aos soldados. O transtorno pode levar a pessoa afetada a cometer suicídio ou homicídio.

9) Síndrome de Couvade

A síndrome de Couvade não é propriamente uma doença, mas um conjunto de sintomas que aparecem em alguns homens cujas mulheres estão grávidas. O futuro pai começa a experimentar e apresentar sensações semelhantes às da companheira grávida, incluindo dores do parto, depressão pós-parto, enjoos durante a gestação, crises de choro ou mesmo depressão. O termo refere-se a um costume medieval basco no qual o pai, durante ou imediatamente após o parto, recolhe-se à cama, queixando-se do cansaço e das dores do trabalho de parto, e recebe o mesmo tratamento dispensado às mulheres durante a gestação e após o nascimento da criança. Em alguns casos extremos, os futuros papais chegam a desenvolver uma barriga equivalente à de uma mulher no sétimo mês de gestação, e têm considerável ganho de peso.

10) Doença de Grisi

Traduzida como "doença louca", é uma síndrome de raízes culturais que ocorre entre os povos da etnia Miskito, habitantes da América Central, e afeta sobretudo jovens mulheres. A pessoa atacada pela síndrome perde a consciência de si e vê as outras pessoas como demônios. Algumas chegam a agarrar machados ou garrafas quebradas para se defender dos agressores à espreita, e fazem coisas estranhas como vomitar aranhas, cabelo ou moedas, ou falar em línguas desconhecidas. Elas não sentem dor pelos golpes e machucados sofridos durante os ataques, e se esquecem totalmente de tudo o que aconteceu.

Que analgésicos devo dar a meus filhos?

Bebês a partir dos 2 ou 3 meses de idade, que pesem acima de 4kg podem tomar solução líquida de paracetamol para aliviar febre e desconforto. Podem tomar até duas doses por dia, com intervalo entre quatro e seis horas entre uma e outra; mas, se a febre não ceder ou se o bebê estiver doente por alguma outra razão, procure um pediatra. Crianças maiores já poderão tomar comprimidos, ou comprimidos diluídos em água.

Crianças e bebês a partir dos 3 meses também podem tomar ibuprofeno, desde que pesem no mínimo 5kg e não tenham histórico de asma, problemas cardíacos, renais, úlceras estomacais ou indigestão. Não dê ibuprofeno ao seu filho se tiver um histórico de reações adversas ou sensibilidade a essa droga.

Jamais dê Aspirina® a crianças menores de 16 anos, pois pode causar a síndrome de Reye, uma doença potencialmente fatal e cujos efeitos colaterais podem afetar diversos órgãos, especialmente o cérebro e o fígado. Gestantes também devem evitar Aspirina® pelo mesmo motivo.

Você sabia? O risco de uma criança ter morte súbita é maior no primeiro mês de vida, quando cuidados com o parto e atenção neonatal são fatores essenciais. Partos prematuros, asfixia ou estrangulamento por cordão e infecções ainda provocam muitas mortes de recém-nascidos.

Estou com 14 anos e parece que a minha voz vai ficar "quebrando" para sempre. Eu chio quando falo, e o som é terrível! Fora isso, tudo o mais parece estar se desenvolvendo normalmente. Quanto tempo vai demorar a mudança da voz?

Uma boa pergunta, mas, infelizmente, não existe uma resposta definitiva. Pode durar semanas, meses ou até alguns anos. Uma coisa importante a fazer é checar para ver se não há algum problema com os hormônios, mas, como você disse que tudo o mais está bem, é pouco provável que exista algo aí.

A mudança vocal é um fenômeno fisiológico, decorrente da ação do hormônio testosterona nos tecidos que envolvem as pregas vocais, que culmina na transformação de uma laringe infantil numa laringe adulta. A "quebra" da voz se caracteriza pela flutuação do tom (grave para agudo) até a voz firmar. Nos rapazes, essa flutuação sempre foi atribuída ao rápido crescimento das cartilagens laríngeas e de seus músculos, juntamente a uma descoordenação dos mecanismos vocais.

Aconselho a não mudar nada do que já vem fazendo e, como você diz que já está nesse processo há seis meses, desconfio que vá chegar ao fim brevemente. Muitos rapazes ficam um bom período falando em falsete até chegar ao tom de voz adulto.

Meu filho vai ter que ser internado para se submeter a uma cirurgia de hipospádia. O que é exatamente esse problema? É uma operação segura e com bom prognóstico de sucesso?

Hipospádia é uma malformação congênita do meato urinário e do pênis. O principal problema é que a abertura da uretra fica em posição anormal, na parte de baixo do pênis, e não na extremidade final do membro. Essa abertura pode ficar logo abaixo da posição normal (hipospádia distal ou coronal) ou, em casos mais graves, a uretra termina na base do escroto (tipo peniano-escrotal). A hipospádia pode causar problemas para urinar e, também, prejudicar a ereção de adultos.

Embora não seja uma doença hereditária, pode ser encontrada com mais frequência em determinadas famílias. Aproximadamente 1 em cada 300 meninos nasce com algum grau de hipospádia. Alguns relatos sugerem que está se tornando mais comum, porém não se conhece a razão para esse aumento de incidência.

Se a anormalidade é muito leve, pode ser deixada como está, mas geralmente os casos apresentados necessitam de correção cirúrgica. A extensão da cirurgia vai depender do grau exato da hipospádia, já que o cirurgião terá que deslocar a saída da uretra para uma posição mais normal. É uma operação bastante comum e apresenta boas chances de êxito.

O hábito de chupar o polegar pode prejudicar a dentição do meu bebê?

Pais cansados, estressados e sem dormir podem achar uma dádiva esse hábito de chupar o dedo, já que ele faz o bebê parar de chorar e dá aos pais um pouco de paz. De fato, deixar o bebê chupar o dedo ou oferecer uma chupeta eram práticas que costumavam ser encorajadas. Mas começaram a surgir preocupações sobre os efeitos que poderiam causar no desenvolvimento dos dentes. Os pesquisadores descobriram que existem vários fatores importantes que podem levar a um mau posicionamento dos dentes por conta de chupar o dedo ou chupeta: a idade em que se instala o hábito, a intensidade, ou força, e a frequência. Muitos dentistas estão de acordo de que não prejudicará os dentes do bebê, mas a criança não deve ser encorajada a continuar com o hábito com a chegada dos dentes definitivos, o que geralmente acontece em torno dos 6 anos. Se a chupeta ou o dedo começarem a deslocar os dentes definitivos, aí será o caso de procurar um ortodontista. Chupar o polegar, ou outro dedo, pode provocar o desalinhamento dos dentes, problema designado como má-oclusão (que deixa aquela clássica aparência de dentuço), podendo também afetar o palato. E essas deformidades na arcada e na boca podem causar problemas de fala como o cecear, por exemplo.

Como em tudo o que tem a ver com educação e treinamento de crianças (e também de animais!), o reforço positivo é sempre preferível a comentários negativos ou punições, que só farão piorar o problema ao aumentar a ansiedade da criança. Em vez de ralhar com sua criança, recompense-a sempre que não chupar o dedo ou a chupeta.

Lembre-se que chupar o dedo é um vício, e para que a criança tenha êxito em deixá-lo é preciso que ela realmente queira isso. Como acontece com vários outros vícios, em geral leva de 30 a 60 dias para passar.

Por que algumas crianças têm verrugas?

As verrugas são causadas pelo vírus chamado papiloma vírus humano ou HPV, do qual existem cerca de 100 variedades distintas. Esse vírus adora ambientes quentes e úmidos e penetra facilmente por cortes e arranhões nos pés ou nas mãos, o que é certamente uma das razões para as crianças serem frequentemente contaminadas por ele. Aproximadamente 25% da população é vulnerável ao vírus papiloma. O restante da população é imune a esse vírus e nunca desenvolve verrugas. O vírus vive disseminado nas comunidades humanas e não tem como ser evitado. Uma vez que ele entra através da pele, vai se reproduzindo lentamente até levar ao surgimento de uma verruga no local. As verrugas podem continuar crescendo por meses, ou até um ano ou mais, antes de se tornarem visíveis. Eventualmente, o organismo pode desenvolver anticorpos para o vírus da verruga, o que fará com que ela caia e protegerá de futuras proliferações. Crianças que roem dedos e unhas são mais suscetíveis a terem verrugas que aquelas que não o fazem, porém os médicos realmente não sabem por que algumas crianças têm verrugas e outras não. Possivelmente, algumas pessoas sejam mais vulneráveis a pegar o vírus da verruga que outras, da mesma forma que tem gente que pega gripe com mais facilidade. Pacientes com um sistema imunológico debilitado também são mais suscetíveis a uma infecção pelo vírus papiloma.

Você sabia? A diarreia é a principal causa de adoecimento e morte de crianças em países em desenvolvimento. A alimentação exclusiva por leite materno ajuda a prevenir essa doença em crianças pequenas. O tratamento de crianças doentes com solução oral de reidratação (água e sal) salvou a vida de mais de 50 milhões de crianças nos últimos 25 anos.

Fico muito preocupado com todos os riscos associados às vacinas. Não quero que meus filhos venham a ter nenhum desses problemas. Já ouvi dizer que vacinas homeopáticas são tão eficazes quanto as alopáticas. Gostaria de saber se são uma alternativa viável.

Vamos deixar uma coisa bem clara: nenhuma forma de tratamento homeopático funciona melhor que um placebo (ou seja, é igual a nada). E, no que diz respeito às vacinas, as homeopáticas são absolutamente perigosas, porque não oferecem qualquer proteção contra doenças potencialmente agressivas, como pólio, difteria ou coqueluche.

É de vital importância que o maior número possível de crianças tenham acesso às vacinas convencionais, pois, conforme o índice de vacinação de crianças cai, crescem as chances de uma epidemia. As crianças que tomaram vacinas homeopáticas podem vir a desenvolver as doenças que o tratamento supostamente estaria prevenindo, e isso pode resultar em morte, invalidez e danos permanentes em centenas de crianças.

Sarampo e caxumba são doenças, em geral, menos graves, mas podem ser extremamente agressivas em uma grande proporção de crianças, chegando a provocar, em algumas delas, danos cerebrais permanentes ou até mesmo a morte.

Medicamentos homeopáticos não têm nenhum efeito comprovado e têm sido rebatidos por vários cientistas reputados. Os riscos da vacinação convencional são ínfimos, e de longe muito menores que os associados a qualquer uma dessas doenças infantis.

Como saber se meu filho já está pronto para deixar as fraldas e qual é a melhor maneira de ensiná-lo a usar o vaso?

Os dois maiores erros que muitos pais cometem com relação ao treino do vaso é começar muito prematuramente e colocar muita pressão na criança. Costumava-se dizer, com relação ao treinamento com penicos, que quanto mais cedo se começa, mais tarde se termina.

Pressionar a criança pode levar a uma guerra de forças, bem como a um monte de angústia e frustração de ambos os lados. As crianças podem também ficar com intestino preso se forem muito pressionadas, e ficar estressadas ou irritadas quando têm que ir ao banheiro.

Você realmente deve permitir que sua criança siga o ritmo dela. A maioria das crianças encontra-se preparada física e psicologicamente ao redor dos dois anos e meio (30 meses), mas depende muito da criança. Algumas pistas, de que já está na hora, são demonstrar interesse quando você usa o banheiro, ficar seco por períodos maiores de tempo ou depois de uma soneca, e estar consciente do que vai acontecer e saber como "segurar" as fezes ou a urina. Mostrar incômodo com as fraldas sujas ou molhadas também é um ótimo sinal.

A melhor forma é começar gentilmente, permitindo que a criança veja você no banheiro e explicando o processo. Compre um penico ou um assento para crianças e o tenha sempre por perto. Deixe que a criança apenas sente-se no vaso ou no troninho, vestida ou não, por um ou dois minutos antes do banho para ajudar a transformar isso em mais um elemento de sua rotina. Vá ensinado aos poucos, começando por suspender e abaixar calças e calcinhas, ensinando a lavar as mãos, tudo em etapas individuais. Como em qualquer treinamento comportamental, sempre elogie cada êxito, e não puna ou repreenda pelos fracassos. Lembre-se de que acidentes acontecem, geralmente porque a criança simplesmente está muito entretida brincando e não percebe que precisa ir ao banheiro até que seja muito tarde.

Seja paciente. Como qualquer outra habilidade que sua criança vá adquirir, tirar as fraldas é um treino que requer um tempo, e a criança procura fazer o melhor que pode. Seja positivo e apoiador e finalmente sua criança terá êxito em mais esse aprendizado.

Você sabia? A leucemia é o tipo de câncer mais comum em crianças com menos de 15 anos, representando 30% de todos os cânceres infantis, seguida de tumores no cérebro e outros cânceres do sistema nervoso. No Ocidente, o câncer é a segunda maior causa de óbitos entre crianças de 1 a 14 anos de idade; a primeira são os ferimentos provocados por acidentes e quedas.

Disseram-me que meu filho tem dispraxia. Não entendi exatamente o que isso significa e o que devo fazer. Pode me explicar? Li em algum lugar que o óleo de prímula da noite poderia ajudar. Vale a pena tentar?

A dispraxia é uma condição que vem sendo cada vez mais reconhecida. Acredita-se que cerca de 2% da população seja afetada. É mais comum nos meninos. Trata-se de um transtorno do desenvolvimento em que as mensagens recebidas por um cérebro imaturo ou mal desenvolvido não são adequadamente transmitidas ao resto do corpo. Pode afetar múltiplas áreas do desenvolvimento — intelectual, emocional, física, linguagem, social e sensorial — e pode causar dificuldades de aprendizagem. As pessoas com dispraxia em geral fazem uma decodificação deficiente das informações captadas pelos órgãos dos sentidos e, por isso, têm dificuldades em transformar essas mensagens em ações. Os bebês podem demorar muito para se alimentar ou aprender a se vestir, crianças pequenas podem parecer estabanadas e sem coordenação. Podem, com frequência, levar a situações de *bullying* e problemas na escola, à medida que ficam mais velhas. Problema na escrita é um dos sintomas mais comuns, mas obviamente não é específico.

Qualquer lesão no cérebro pode resultar em dispraxia, seja por problema no desenvolvimento das células na fase intrauterina, ou em virtude de falta de oxigênio durante o parto. Pode também ser consequência de lesão cerebral causada por doenças, acidentes vasculares ou outros tipos de acidente. Não há cura para a dispraxia, mas as pessoas afetadas podem aprender formas de lidar com suas dificuldades e levar uma vida normal. O envolvimento de terapeutas ocupacionais, fonoaudiólogos, psicólogos e psicopedagogos pode ser necessário durante a infância, dependendo das várias formas que a criança pode ser afetada.

O óleo de prímula, bem como óleo de fígado de bacalhau, contém ácidos graxos essenciais que são muito importantes para o desenvolvimento neurológico e do cérebro. Se seguir estritamente as dosagens recomendadas não fará nenhum mal, mas não contamos ainda com evidências concretas da efetividade desse tratamento.

Meu filho de 2 anos fala muito menos que sua irmã falava quando tinha 18 meses. Já ouvi dizer que os meninos começam a falar mais tarde que as meninas, mas devo me preocupar? Quando ele deveria começar a falar mais?

Com 2 anos muitas crianças já começam a balbuciar as primeiras palavras e a juntar duas ou três palavras, formando pequenas frases. É absolutamente normal que algumas crianças comecem a fazer isso mais tarde que outras, e as pesquisas têm demonstrado que as diferenças tendem a se igualar no final.

Existe uma crença bastante difundida de que os meninos demoram mais para falar que as meninas, porém, como existe uma grande variedade em termos do que seja um tempo "normal" para falar, fica difícil comprovar uma diferença clara entre os sexos na aquisição da fala.

Uma sugestão que eu faria é pedir ao pediatra que avalie a audição do seu filho, pois esta é uma causa muito comum da fala tardia. Se ele brinca e interage normalmente com os demais, é pouco provável que exista algum problema no desenvolvimento ou alguma condição autística, mas, se você está preocupada, pode procurar uma avaliação nesse sentido também.

Você sabia? A partir de um mês de vida até os cinco anos, as principais causas de mortalidade são pneumonia, diarreia, malária, sarampo e HIV. A desnutrição é responsável por mais da metade da mortalidade infantil em todo o mundo.

Você poderia falar sobre a adição de corantes e flavorizantes artificiais nos alimentos e o que eles provocam nas crianças?

Existe grande controvérsia a respeito desses aditivos. Nos Estados Unidos, o FDA garante que são seguros, mas existem grupos norte-americanos, como o Centro da Ciência pelo Interesse Público, que afirmam que não são seguros e lutam pela sua proibição. A Universidade de Southampton publicou, em 2007, um estudo que sugere haver conexão entre certas misturas de corantes e conservantes à base de sódio com a hiperatividade infantil, mas as opiniões publicadas em novembro de 2009 a respeito do assunto indicam que os dados disponíveis, inclusive aqueles levantados pela Universidade de Southampton, não são suficientes para provar a relação entre esses corantes e possíveis efeitos no comportamento. Mesmo assim, isso fez com que a Autoridade de Segurança Alimentar Europeia (EFSA) começasse a reavaliar a segurança de todos os corantes permitidos, e hoje há vários novos estudos já disponíveis. O corante Vermelho 2G já recebeu restrições, e espera-se que todos os outros corantes sejam reavaliados. Até lá, talvez o melhor seja evitar o consumo desses corantes.

Se você se preocupa com os aditivos alimentares, lembre-se de que, por lei, todos precisam ser relacionados na etiqueta do produto em questão, permitindo que o consumidor evite determinados produtos.

Ensinaram ao meu filho como alterar a voz respirando gás hélio de balões de festa, e agora ele quer fazer isso sempre que pode. Tenho receio de que o gás possa fazer mal a ele. Existe algum risco?

Muitas crianças (e adultos também) adoram a alteração temporária no tom da voz, que fica estridente e alta quando inalam gás hélio. De um modo geral, isso é inofensivo, pois o hélio, em condições normais, é atóxico, não tem qualquer função biológica e está presente em pequeníssimas quantidades no sangue humano.

Acho que só seria perigoso se fosse feito com exagero, uma vez que o hélio pode deslocar o oxigênio necessário para a respiração normal. O gás hélio nos pulmões pode promover a difusão de gradientes que "lava" todo o oxigênio, assim, o hélio inalado retira oxigênio do seu sistema. O gás hélio não fornece nutrientes para os órgãos nem para o cérebro; e, como o cérebro só pode administrar a privação de oxigênio por um pequeno tempo antes de a pessoa ficar inconsciente, se a quantidade de hélio inalada for, de fato, muito grande, é possível que isso cause um colapso respiratório.

Uma proteção natural se dá pelo fato de que nosso reflexo respiratório não é disparado pela falta de oxigênio, e sim pelo excesso de gás carbônico, de modo que a inalação de gás hélio não resulta em qualquer dano de longo prazo.

Tudo isso supondo-se que o gás esteja sendo inalado de um balão inflado. Se for respirado diretamente do cilindro pressurizado, a pressão poderia provocar a ruptura fatal do tecido pulmonar. Certamente uma pessoa correrá sério risco se entrar em um balão de hélio gigante, como fizeram dois estudantes da Flórida — que acabaram morrendo por causa disso.

É pouco divulgado que os médicos utilizam uma mistura gasosa de hélio e oxigênio — o "heliox" — para ajudar pacientes com obstrução nas vias aéreas superiores. Funciona porque o hélio é um gás bastante leve — possui uma densidade três vezes menor que a do ar ambiente ou do oxigênio puro —, o que proporciona redução da resistência que dificulta o trabalho respiratório.

O corpo humano

Por que nunca esquecemos como andar de bicicleta, e com frequência temos dificuldade para lembrar os nomes dos amigos de infância ou números de telefone?

Ao aprender a andar de bicicleta, você aprendeu uma habilidade motora, coordenada por uma parte do cérebro chamada cerebelo. Existe um tipo particular de célula nervosa chamada interneurônio ou neurônio de associação que codifica os sinais que saem do cerebelo, de forma que possam ser armazenados como memórias em outras partes do cérebro. Assim, a memória muscular de dirigir uma bicicleta é armazenada por todo o cérebro, diferentemente de nomes e números de telefone. Quase certamente trata-se de um mecanismo evolutivo da espécie, que se desenvolveu para preservar habilidades importantes em casos de agressão.

Qual é a quantidade de memória que nosso cérebro possui?

Uma célula nervosa humana pode reter cinco vezes mais informação que a Enciclopédia Britânica, ou qualquer outra enciclopédia. Os cientistas ainda não determinaram uma quantidade definitiva, mas a capacidade de armazenamento do cérebro — em termos eletrônicos — foi estimada em algo em torno de 3 a 1.000 terabytes. O Arquivo Nacional Britânico, que tem o registro de mais de 900 anos de história, só alcança 70 terabytes, o que torna a potência mnemônica do nosso cérebro realmente impressionante.

Quebra-cabeças e outros jogos para exercitar a mente podem realmente aumentar a agilidade mental?

O mercado está abarrotado de games e jogos que afirmam aumentar o poder e a agilidade mental. Mas vários estudos foram realizados sobre os efeitos desse tipo de jogos exercitadores e os resultados são bastante variados. Uma das pesquisas concluiu que seis semanas de treinamento com jogos e exercícios no computador não faz mais que incrementar o desempenho nas tarefas específicas do treinamento. A conclusão é que os resultados, até agora, não produzem evidência de um incremento global na função cognitiva após o treinamento. Outra pesquisa, conduzida pelo guia do consumidor *Which?*, concluiu que nenhuma das propagandas comerciais de produtos de treinamento cerebral tem qualquer suporte de publicações científicas reconhecidas e avalizadas por pares. Porém, alguns neurocientistas pensam diferente. Embora estejam de acordo de que muitos dos produtos anunciados na mídia são inócuos, eles sustentam que as funções cognitivas podem ser treinadas e exercitadas, e os paradigmas específicos de treinamento podem funcionar. Meu conselho? Uma alimentação saudável, exercícios e um bom livro podem ser suficientemente benéficos para sua saúde mental.

Você sabia? O coração humano possui pressão suficiente para esguichar sangue até uma distância de nove metros.

Por que soluçamos? Especificamente, por que soluçamos quando estamos bêbados?

A verdade é que não sabemos exatamente porque temos soluços, mas é um fenômeno universal. Sabe-se que até os fetos podem soluçar, especialmente nos três últimos meses da gestação.

O termo médico correto para o soluço é *singultus* (da expressão latina que descreve tomar fôlego quando se está chorando). Os soluços envolvem um reflexo complexo que provoca um espasmo súbito do diafragma e da musculatura próxima, provocando inalação de ar. O espasmo acaba quase na mesma hora que começa, provocando o fechamento da glote — o espaço próximo às cordas vocais se fecha, produzindo aquele som característico. O que você talvez não saiba é que, em muitos casos, apenas um dos dois lados do diafragma está envolvido, geralmente (em 80% dos casos) é o lado direito.

Os soluços têm inúmeros disparadores, incluindo estresse emocional, agitação, excesso de comida, bebidas gasosas e cigarro.

Embora seja normalmente uma experiência benigna, soluçar por muito tempo pode ser sinal de doença. Pode estar sendo causado pela irritação de um dos nervos do peito, provocada por laringite, bócio (aumento da glândula tireoide), tumores no pescoço, infecções próximas ao diafragma ou hérnia de hiato. As causas mais raras são aneurismas da artéria aorta e esclerose múltipla. Ao contrário do que diz a crença popular, bebidas alcoólicas não aumentam a incidência de soluços, mas, quando um ataque de soluços acontece enquanto uma pessoa bebe, pode durar por mais tempo em virtude dos efeitos inibidores do álcool sobre o nervo. Tradicionalmente se cura um ataque de soluços fazendo deslizar uma chave fria pelas costas da pessoa acometida, fazendo-a tomar um susto, ou bebendo um copo de água com o nariz tampado. Tudo isso tem o efeito de distrair a pessoa que está com soluços, até acalmar os espasmos musculares.

Por que bocejamos, e por que o bocejo é contagioso?

Todos os animais vertebrados bocejam várias vezes ao dia, segundo algumas estimativas, com mais frequência de manhã cedo e tarde da noite. O feto já boceja desde a décima primeira semana de seu desenvolvimento. Bocejar não indica apenas que você está cansado: é verdade que as pessoas geralmente bocejam antes de ir para a cama, mas elas também bocejam de manhã, ao despertar, e em outros momentos durante o dia, dependendo de uma série de fatores, tais como nível de excitação, distração e, como qualquer um de nós já experimentou, ao ver outra pessoa bocejar.

Algumas teorias explicam o bocejo como um ato reflexo em resposta à baixa de oxigênio ou a altos níveis de gás carbônico. No entanto, em um estudo realizado em 1987, alguns voluntários foram expostos a altos níveis de oxigênio e verificou-se que eles não bocejavam mais, assim como a elevação dos níveis de dióxido de carbono não provocou mais bocejos. Outras teorias sugerem que o ato de bocejar alonga os pulmões e tecidos próximos, impedindo que pequenas obstruções se formem nas vias pulmonares, prevenindo algumas infecções; ou, ainda, que o bocejo ajuda a espalhar uma substância chamada surfactante pulmonar — uma mistura lipoproteica com propriedades tensoativas que reveste os pulmões, ajudando a manter os alvéolos sempre abertos.

Com relação a ser contagioso, isso tem, provavelmente, a ver com o poder de sugestão, que faz com que uma pessoa comece a bocejar depois de ver alguém fazendo o mesmo. Talvez seja um fenômeno involuntário, geneticamente programado: uma vez que alguém na "tribo" boceje, os outros começam a repetir o gesto; esse padrão de comportamento, por imitação, ajudou nossos ancestrais a se comunicarem uns com os outros.

Por que nós temos sobrancelhas?

Os antropólogos acreditam que os supercílios são importantes para formar as expressões faciais que podem ser facilmente reconhecidas, mesmo a distância, por outros indivíduos do mesmo grupo social. Servem também ao propósito prático de impedir que gotas de suor ou de chuva escorram pela cabeça diretamente sobre os olhos.

Para que serve o apêndice?

Existem algumas teorias a esse respeito. Uma é de que se trata de um remanescente de um órgão maior, que já teve uma função no corpo humano, mas que, através do processo de evolução, deixou de ser usado. Outra teoria, esta proposta por Charles Darwin, defende que o apêndice já foi uma parte do aparelho digestório responsável pela digestão de folhas e celulose dos troncos de árvores. Hoje os humanos não conseguem digerir esse tipo de alimento, mas Darwin acreditava que houve um tempo em que conseguiam.

Uma explicação mais plausível diz que o apêndice auxilia na recuperação de uma diarreia. Toda vez que uma infecção penetra nos intestinos, a sobrecarga de agentes patogênicos "varre" as boas bactérias. De acordo com essa teoria, como somente o apêndice não é atingido pela infecção, ele pode manter uma reserva de boas bactérias que vão recolonizar a flora intestinal assim que a infecção tiver sido debelada.

Você sabia? Estima-se que o corpo humano contenha aproximadamente 96 mil km de vasos sanguíneos. Para dar uma ideia, a distância ao redor da Terra é de cerca de 40.233 km, ou seja, se todos os vasos de uma pessoa fossem esticados em uma única linha, daria para dar a volta ao mundo mais de duas vezes.

Por que a comida parece não ter gosto quando temos um resfriado ou estamos com o nariz entupido? É porque precisamos do olfato para sentir o sabor das coisas?

Com o nariz tampado você ainda sente o sabor doce, salgado, amargo e azedo; as papilas gustativas localizadas na língua detectam os sabores dissolvidos na saliva quando comemos. Mas isso é tudo. Você não conseguirá distinguir qualquer sabor mais sutil, por isso a comida parece tão sem sabor quando você está de cama. A razão é que, para detectar esses sabores mais sutis, você precisa que o ar circule pelas vias nasais a fim de carrear os elementos químicos dos sabores até os receptores olfativos localizados sob o cérebro, por trás da ponte do nariz. Nós só sentimos cinco sabores diferentes, mas podemos detectar cerca de 10 mil aromas diferentes. Isso é ainda muito menos que a capacidade de várias espécies animais, como o rato, que pode distinguir entre 30 a 100 mil cheiros.

O que são grupos sanguíneos e por que existem?

O sangue é composto de quatro elementos principais: glóbulos vermelhos, glóbulos brancos, plaquetas e plasma. Existem diferentes tipos de sangue porque cada glóbulo vermelho possui alguns marcadores especiais chamados antígenos, que são tipos de proteínas, glicoproteínas e glicolipídeos, vivem na superfície dos glóbulos vermelhos e definem os grupos sanguíneos. A sofisticação da bioquímica e as técnicas laboratoriais sofisticadas da biologia molecular ajudaram a caracterizar essas proteínas dos glóbulos vermelhos. Apesar de, na maioria das vezes, os antígenos não serem tão essenciais para o funcionamento dos glóbulos vermelhos, eles desempenham algumas funções específicas, tais como permitir ou impedir a entrada e a saída de certas substâncias nos glóbulos vermelhos.

O seu grupo sanguíneo é herdado de seus pais biológicos, de modo semelhante à cor dos olhos ou do cabelo. Karl Landsteiner descreveu os tipos originais de sangue A, B, e O em 1900, mas os médicos, hoje, reconhecem 23 sistemas de grupos sanguíneos com centenas de subtipos diferentes.

Sabe-se que, para certos grupos sanguíneos, as pressões da evolução da espécie e da seleção ambiental são claramente importantes para sua permanência. Por exemplo, o percentual de pessoas que não têm um tipo particular de antígeno chamado antígeno de Duffy é muito maior em certas partes da África. A razão para esse fenômeno tem a ver com a malária. O tipo sanguíneo Duffy inclui um receptor que permite que certos tipos de parasitas causadores de malária penetrem na célula vermelha. Assim, em algumas áreas afetadas pela malária na África, as populações com sangue negativo para o antígeno Duffy possuem uma grande vantagem em termos de sobrevivência porque a ausência deste antígeno proporciona uma medida de proteção contra a doença.

Ainda não se conhece as funções dos fatores A e B nesses respectivos grupos sanguíneos. O grupo sanguíneo O simplesmente indica a ausência dos fatores A e B, mas já foram observadas algumas diferenças nos índices com que certos tipos de câncer ocorrem em diferentes grupos: pessoas com sangue do grupo A têm cerca de 20% mais chances de desenvolver câncer do estômago do que pessoas do grupo sanguíneo O, que, em contrapartida, parecem ter mais propensão a desenvolver úlceras. As razões são pouco claras. Existem algumas evidências de que pessoas com sangue O são mais suscetíveis que as dos outros grupos aos agentes causadores da febre bubônica, enquanto pessoas com sangue A estão mais propensas a pegar o vírus da varíola. Essas correlações podem explicar, ainda, a maior frequência com que pessoas do grupo sanguíneo B sofrem com epidemias dessas duas doenças na China, Índia e partes da Rússia.

Você sabia? A área total que recobre um pulmão humano é equivalente à área de uma quadra de tênis.

O que acontece quando nos apaixonamos?

A ciência do amor é bastante complexa e tem muitas questões sem resposta, mas já se sabe que algumas substâncias químicas são produzidas em nosso corpo e liberadas pelo cérebro quando nos apaixonamos por alguém. Uma delas, a feniletilamina, faz com que nos sintamos superexcitados e que tudo na vida é simplesmente maravilhoso. No próximo estágio do amor, o hormônio chamado ocitocina é liberado. Essa substância tem um papel importante ao longo de nossas vidas e também é conhecida como "hormônio do amor". A ocitocina atua como uma espécie de substância química da paixão. O parto e o choro de um bebê também estimulam o fluxo da ocitocina, o que faz com que os pais fiquem juntos para garantirem a proteção de seus filhos. Além das explicações bioquímicas, o amor ainda é um dos muitos e maravilhosos mistérios da vida.

Estalar os dedos pode provocar artrite?

Esse é mais um mito popular. Talvez tenha surgido com o propósito de dissuadir as pessoas de estalarem as articulações dos dedos, já que provoca um ruído desagradável. Pode, talvez, fazer as juntas ficarem doloridas, mas não existe qualquer evidência de que provoque artrite. Porém, se você estala os dedos o tempo todo, pode vir a lesionar a cartilagem e fazer com que as articulações inchem. A continuidade do hábito ao longo do tempo pode eventualmente provocar uma doença degenerativa das articulações, como a artrite, mas estalar os dedos ocasionalmente não causa nenhum mal, além de irritar quem está perto.

10 partes da anatomia de personalidades famosas preservadas após sua morte

1) O cérebro de Einstein

Removido durante a autópsia sem o consentimento da família, o cérebro de Einstein foi dissecado e examinado por causa de sua genialidade quando vivo. Partes do cérebro foram enviadas para cientistas de todo o mundo para estudo.

2) O pênis de Hitler

Quando os soldados russos encontraram e mutilaram o corpo de Hitler, um deles, Vasily Zudropov, retirou o membro do Führer, preservou-o e o passou para o seu filho. Ele permanece com a família Zudropov até hoje. Outros membros viris preservados de personagens famosos incluem os de Napoleão e Rasputin, apesar de, no caso deste último, alguns especialistas afirmarem que o que se imagina ser o falo do monge louco é, na verdade, uma espécie de "pepino do mar", molusco da classe *Holothuroidea*. De qualquer maneira, é impressionantemente grande.

3) O dedo de Galileu

Conhecido como o pai da ciência moderna, Galileu teve seu dedo removido após a morte, e colocado em exibição no Museu Galileu de Florença, Itália. Talvez em um gesto irônico final, dirigido à Igreja Católica, é justamente o dedo médio, colocado de pé em posição desafiadora. Galileu estava certo ao afirmar que o mundo gira ao redor do sol, mas acabou preso pela igreja por haver feito tal declaração.

4) Os cabelos de George Washington

Apesar de ele ter dentes de madeira, foi a cabeleira do presidente Washington que foi preservada após sua morte. Reclamada pela sobrinha do poeta Henry Wadsworth Longfellow, posteriormente foi doada à Sociedade Histórica do Maine.

5) A cabeça de Jeremy Bentham

Filósofo e fundador do Colégio Universitário de Londres, Bentham, na verdade, havia pedido que seu corpo fosse dissecado durante uma aula pública de anatomia. Um tempo depois, o esqueleto e a cabeça foram embalsamados e acondicionados em uma caixa de madeira, tendo sido o esqueleto revestido com palha e "vestido" com as roupas de Bentham. Este, que é chamado um "autoícone", está hoje em exposição no Colégio Universitário, sempre presente nas reuniões da diretoria. Tornou-se alvo de repetidas ações de estudantes, inclusive tendo sido roubado em mais de uma ocasião.

6) A bexiga de Spallanzani

O biólogo italiano que provou que a reprodução sexual envolve o esperma e um óvulo, além de ter sido o realizador da primeira experiência bem-sucedida de inseminação artificial, teve sua bexiga preservada e exposta no Museu Universitário de História, em Pavia, Itália.

7) O dente de Buda

Aparentemente retirado da pira funerária de Buda, na Índia, esse artefato religioso possui um templo inteiro dedicado a ele no Sri Lanka.

Existe um grande número de relíquias que supostamente viriam de partes dos corpos de santos, inclusive as que se acredita como sendo originadas de fragmentos da pele de Jesus Cristo, além de nada menos que os dois crânios que são atribuídos a

João Batista; a explicação que se dá a esse fato bizarro é que um crânio seria de João quando jovem; e o outro, retirado de sua cabeça decapitada.

8) A perna de Dan Sickles

Daniel Sickles foi um general da União* que teve sua perna direita destroçada por um tiro de canhão na batalha de Gettysburg, em 1863, na Guerra Civil Americana, também conhecida como Guerra da Secessão. Mesmo após ter sido alvejado, ele lutou bravamente durante todo o dia, até que sua perna teve que ser amputada. A perna de Sickles e uma réplica do canhão que a destruiu estão expostas em um ataúde no Museu Nacional de Saúde e Medicina, em Washington, DC.

9) O cérebro de Paul Broca

Médico, anatomista e antropólogo francês, Paul Broca ficou famoso por sua descoberta, em meados do século XIX, do centro gerador da fala humana, no lobo frontal do cérebro, depois batizado de área de Broca. Seu cérebro está exposto no Museu do Homem, em Paris.

10) O corpo de Santa Catarina Labouré

Catarina Labouré morreu em 31 de dezembro de 1876. Quando seu corpo foi exumado, 56 anos após a morte, estava incorrupto, não havia sofrido decomposição. Os olhos eram tão azuis quanto no dia em que morreu. O corpo de Santa Catarina jaz em um caixão de vidro exposto à veneração na capela da sua Ordem, situada na Rue du Bac nº 140, em Paris, o mesmo local em que

---

* Referência à Guerra da Secessão ou Guerra Civil Americana, que dividiu o país entre a União — os estados do norte, industrializados, favoráveis à libertação dos escravos, que ao fim da escravidão tinham como seu principal líder o presidente Abraham Lincoln — e a Confederação dos estados do sul, agrícolas e escravagistas, que se separaram e fundaram um novo país, os Estados Confederados da América. (*N. do T.*)

teve várias visões da Virgem Maria e de São Vicente de Paula; o corpo encontra-se ainda em perfeito estado de preservação, parecendo que a morte se deu apenas ontem. Catarina Labouré foi canonizada em 1947 pelo Papa Pio XII.

Pulseiras de cobre podem realmente aliviar quem sofre de artrite?

Elas são vendidas em toda parte, todas com anúncios de que podem aliviar a dor e o inchaço provocado pela artrite reumatoide. Infelizmente, esses anúncios são destinados a vender o produto e não a veicular informação médica consistente e comprovada. Para fazer justiça aos usuários dessas pulseiras, temos que dizer que elas chegaram a ser usadas pelos gregos na Antiguidade. Existe algum fundo de verdade na ideia de que o cobre possa desempenhar um certo papel no alívio da dor: alguns estudos em cobaias animais demonstraram que ingerir cobre por via oral pode reduzir a progressão de lesões articulares e dos tecidos dos que sofrem de artrite; e o ouro está presente em várias fórmulas e medicamentos prescritos para artrite. Porém, não se conseguiu comprovar cientificamente que pulseiras de cobre tenham o mesmo efeito.

Existem evidências de que o cobre possui efeitos tanto antioxidantes quanto pró-oxidantes, dependendo dos níveis desse mineral no organismo. (Antioxidantes como as vitaminas A, C e E combatem os problemas causados pela oxidação no organismo.) Se de fato o cobre possui propriedades antioxidantes, pode ser que tenha um efeito positivo sobre os sintomas da artrite, apesar de muitos alimentos conterem um maior potencial antioxidante, sem o inconveniente efeito colateral pró-oxidante. Mas, até agora, os pesquisadores não comprovaram qualquer desses efeitos em pulseiras de cobre e pulseiras magnéticas. Não foram encontradas diferenças na percepção da dor em pacientes que usaram tiras de cobre, tiras magnéticas e tiras placebo. Aparentemente, a percepção de benefício de usar a pulseira de cobre pode ser atribuída à sugestão e a efeitos psicológicos. Curiosamente, converteu-se em fonte de lucros multimilionários para a indústria de terapias alternativas.

Você sabia? Os cientistas identificaram 500 funções diferentes do fígado. É um dos maiores órgãos do corpo humano, e um dos que mais trabalham. Algumas das funções do fígado incluem a produção de bile, a decomposição das células vermelhas do sangue, a síntese de proteínas e a desintoxicação.

Se espirrar com os olhos abertos eles podem cair?

Definitivamente não! Os olhos estão presos à cabeça por seis músculos fortes, não vão sair voando se alguém espirrar de olhos abertos. As pessoas inventaram esse absurdo provavelmente porque parece impossível não fechar os olhos quando se espirra. E se não podemos forçar nossos olhos a ficarem abertos durante um espirro, deve haver uma boa razão para eles fecharem involuntariamente. Mas não necessariamente. Provavelmente isso se deve a uma reação involuntária, sem nenhum propósito identificável. Os olhos de uma pessoa fecham ao espirrar pela mesma razão que a perna estica quando o joelho recebe uma pequena batida (reflexo patelar).

E não são apenas os músculos da pálpebra que reagem durante um espirro; muitos outros músculos do corpo reagem. Por exemplo, pessoas com incontinência urinária provocada por estresse experimentam vazamentos de urina ao espirrar — resultante do tensionamento dos músculos do trato urinário.

É verdade que ler com a luz fraca faz mal à vista?

As crianças costumam com frequência ser advertidas de que o hábito de ler à luz de lanterna debaixo das cobertas destruirá seus olhos. Mas isso não é verdade. Ler sob luz fraca não prejudica a vista, apesar de causar, sim, fadiga ocular.

Quando você entra em um ambiente com iluminação fraca, seus olhos fazem vários ajustes automáticos. Primeiro, os cones e bastonetes da retina, que são células fotorreceptoras e fotossensíveis, começam a produzir mais substâncias sensíveis à luz. Essas substâncias detectam a luz, convertem-na em sinais elétricos e transmitem esses sinais ao cérebro. Depois, os músculos da íris relaxam, provocando a abertura da pupila, que fica bem aumentada. Isso permite que o olho capte do ambiente toda a luz que for possível. Finalmente, as células da retina se adaptam para poder funcionar com pouca luz. Se você estiver lendo com iluminação fraca, os músculos visuais recebem sinais misturados: de relaxar para poderem coletar o máximo de luz; mas, ao mesmo tempo, de contrair, para manter o foco da imagem. Se o objeto da leitura está pouco iluminado, fica ainda mais difícil focar, em virtude do contraste entre as palavras e o fundo da página não ser tão nítido, o que reduz a capacidade do olho de distinguir o detalhe visual. Essa habilidade tem o nome de acuidade visual. Seus olhos têm que fazer um esforço maior para distinguir as palavras da página, o que provoca fadiga nos músculos do olho.

Quando os olhos precisam trabalhar sob esforço por um período de tempo prolongado, eles ficam cansados, estressados, da mesma forma que qualquer músculo após muito exercício. A fadiga pode resultar em alguns efeitos físicos, como ardência e irritação nos olhos, dores de cabeça, dores nas costas e na região cervical, e vista borrada. Mas nada disso irá lesionar os olhos. São sintomas que desaparecerão quando você parar de ler e descansar a vista.

O que são arrepios?

Pequenos músculos da sua pele contraem fazendo com que os pelos fiquem eriçados, e os pelos levantados fazem com que uma camada de ar fique parada sobre a pele, funcionando como isolante térmico. Eles também provocam vasoconstrição (diminuição do calibre dos vasos que percorrem a pele), reduzindo o volume de sangue que passa por ela. Desta forma, a quantidade de sangue esfriado diminui, o que evita maior perda de calor do corpo e nos mantém aquecidos. Obviamente, desde que nos tornamos criaturas menos peludas, esse mecanismo já não é tão eficaz como quando portávamos uma espessa camada de pelos recobrindo nosso corpo. Cabelos eriçados também nos fazem parecer maiores (pense nos gatos que se eriçam por inteiro quando ameaçados) e, portanto, mais fortes, ou seja, é um mecanismo de defesa que explica por que ficamos arrepiados quando levamos um susto.

É verdade que o ácido do estômago é tão forte quanto o ácido de uma pilha?

O ácido do interior do estômago é suficientemente forte para dissolver uma lâmina de barbear. Claro que você não deve testar a força do seu órgão digestivo comendo lâmina de barbear ou qualquer outro objeto de metal, mas os ácidos que dissolvem os alimentos que você come não devem ser menosprezados. O ácido clorídrico, um líquido claro, transparente e altamente ácido, serve não apenas para digerir a pizza que você comeu no jantar, mas também para dissolver muitos tipos de metal.

Seu estômago recebe um novo revestimento a cada três ou quatro dias. As células mucosas que revestem as paredes do estômago vão dissolvendo sob a ação dos potentes ácidos estomacais, por isso precisam ser constantemente substituídas. Os que sofrem de úlcera estomacal sabem muito bem como é doloroso quando o ácido digestivo consegue chegar até as camadas mais profundas da parede do estômago.

Você sabia? A artéria aorta tem quase o mesmo calibre de uma mangueira de jardim. O tamanho médio de um coração adulto é aproximadamente de dois punhos, o que faz com que a largura da aorta seja impressionante. A artéria precisa ser assim tão larga porque é a principal fornecedora de sangue oxigenado para o resto do corpo.

Quantos órgãos podem ser removidos de nosso corpo e ainda sobrevivermos?

Uma pessoa pode sobreviver com muito poucos órgãos intactos. Você pode remover o estômago, o baço, 75% do fígado, 80% dos intestinos, um rim, um pulmão e praticamente qualquer órgão da região pélvica e da virilha e continuar vivo. Provavelmente não vai se sentir muito bem, mas o fato de não ter mais esses órgãos não vai matá-lo.

Às vezes, quando olho fixamente para uma parede ou para o céu fico vendo pequenas manchas e pontos brilhantes dançando. Eles se movem quando movimento os olhos, e tenho amigos que me disseram também ter visto essas "estrelinhas". O que são essas manchas? Devo me preocupar?

Essas pequenas manchas e fragmentos brilhantes que você vê estão dentro do globo ocular, sob a substância gelatinosa que preenche a cavidade ocular denominada humor vítreo. Nós, médicos, chamamos de "moscas volantes", e os mais estudiosos vão dizer que o termo correto é *muscae volitantes.*

Praticamente todo mundo já passou pela experiência, apesar de ela ser mais comum em pessoas míopes. Acredita-se que esses pequenos fragmentos sejam remanescentes da artéria hialoide, que irriga o cristalino e outras partes do olho durante o desenvolvimento fetal, mas que, depois, por não ser mais necessária, encolhe. Ela vai do cristalino até o fundo do olho nas primeiras semanas do desenvolvimento, e começa a atrofiar por volta do terceiro mês de gestação. A maior parte desses remanescentes é absorvida antes do nascimento, mas alguns fragmentos permanecem indefinidamente.

A quantidade de moscas nos olhos tende a aumentar com a idade, por causa da formação de feixes fibrosos e membranas no humor vítreo. Preciso acrescentar que nem sempre elas são totalmente benignas. Às vezes, podem ser consequência de uma descarga de células sanguíneas no globo ocular provocada por hemorragia dos delicados vasos do interior do olho, possivelmente depois de um trauma; um aumento repentino de manchas e flashes de luz pode sinalizar um descolamento de retina. No seu caso, entretanto, parecem ser perfeitamente inofensivas e normais.

Você sabia? O seu pulmão esquerdo é menor que o direito para dar espaço para o coração, que é ligeiramente inclinado para a esquerda, o que faz com que ele ocupe mais espaço nesse lado do corpo, comprimindo a área do pulmão esquerdo.

É verdade que só usamos 10% do nosso cérebro?

Mesmo que estejamos ainda no escuro com relação a muitos detalhes funcionais de certas partes do cérebro, já sabemos que cada uma delas tem sua função específica. Essa crença bastante difundida de que usamos apenas 10% do nosso cérebro pode ser resultado de uma má interpretação ou mau entendimento do que relataram alguns pesquisadores em neurologia no final do século XIX e início do XX. Eles, de fato, concluíram que apenas 10% dos neurônios estão em atividade a cada vez. Os mesmos pesquisadores também explicaram que só haviam conseguido mapear as funções de 10% do cérebro, o que não quer dizer que as outras áreas, não mapeadas, não estivessem sendo usadas.

Existe uma razão para o uso parcimonioso dos neurônios: se todos os neurônios de uma pessoa começassem a disparar sinais elétricos ao mesmo tempo, a pessoa não se tornaria um gênio, mas teria, ao contrário, um ataque apoplético.

Outra confusão pode surgir do fato de que apenas 10% das células do cérebro sejam neurônios. O restante são as chamadas células *glia*, células não neuronais do sistema nervoso central que proporcionam suporte e nutrição aos neurônios e que não funcionam da mesma forma que eles.

Para enterrar completamente o mito, imagens por ressonância magnética mostram claramente que os seres humanos mantêm em uso boa parte do córtex cerebral, mesmo quando estão dormindo.

Não podemos fazer crescer novas células cerebrais, correto? E estamos o tempo todo perdendo as células que temos ao longo da vida.

Isso não é verdade. Novos neurônios podem se desenvolver em um cérebro maduro de adulto, em um processo conhecido como neurogênese. Estudos recentes comprovaram que os neurônios continuam a se desenvolver e se modificam desde os 5 anos de vida até a idade adulta.

Novos neurônios nascem principalmente em duas regiões do cérebro: na zona subventricular que contorna os ventrículos laterais, onde as novas células cerebrais migram para perto dos receptores do olfato, e na zona subgranular do hipocampo.

Muitas dessas novas células morrem logo em seguida, mas uma parte delas permanece funcionalmente integrada no tecido cerebral adjacente.

Você sabia? O cérebro utiliza 20% do oxigênio que entra na corrente sanguínea. O cérebro só corresponde a 2% de nossa massa corporal e, no entanto, consome mais oxigênio que qualquer outro órgão do corpo humano, o que o torna extremamente suscetível a lesões decorrentes de privação de oxigênio.

Existe alguma relação entre o tamanho do pé de um homem e o tamanho do seu pênis?

Na minha universidade, a UCL, os pesquisadores examinaram essa crença popular. Eles mediram os pés e os membros de cerca de 100 indivíduos do sexo masculino e descobriram que o pênis médio tem cerca de 13 cm quando em repouso, variando numa escala que vai de 6 cm na ponta inferior até 18cm na ponta máxima. O tamanho médio dos calçados masculinos na Inglaterra é 9 (43 na Europa). O estudo não encontrou qualquer correlação entre o tamanho do sapato e o comprimento do pênis.

Você sabia? O cérebro não sente dor. Embora possa ser considerado o centro da sensação de dor, o cérebro, propriamente, não possui receptores da dor e, portanto, não sente quando sofre algum ferimento ou agressão.

Pele, cabelo & unhas

Estou com uma porção de sinais por todo o corpo. Isso pode significar maior risco de desenvolver câncer? Quais são os sinais de alerta?

Os sinais de pele são apenas um supercrescimento de células de pigmentação sob a camada mais profunda da pele. Praticamente todo mundo tem alguns sinais. Estatisticamente, podem ser encontrados entre 10 e 50 sinais em um corpo humano, e podem aparecer em qualquer parte do corpo.

É curioso que geralmente se supõe que nascemos com todos os sinais que teremos. Muitos dos sinais não são visíveis quando nascemos, mas vão escurecendo com a idade e com a exposição ao sol, justamente por isso vão aparecer mais nas áreas expostas à luz do sol.

O problema maior é que uma pequena quantidade desses sinais pode se desenvolver como uma forma de câncer de pele chamado melanoma maligno. O fato de possuir uma grande quantidade de sinais (mais que 25) pode indicar que alguém está mais suscetível ao melanoma. Nesse caso recomenda-se ter bastante cuidado com o sol. Se pessoas da família já tiveram melanoma, você deve examinar esses sinais, evitar muito sol, particularmente duas horas antes e duas horas depois do meio dia, e evitar queimaduras de sol. Se, quando jovem, queimou-se muito ao sol, o risco de câncer de pele é maior. Os sinais de alarme são modificações sucessivas no aspecto dos sinais; portanto, fique atento e consulte seu médico se tiver qualquer dúvida.

Vivo atormentado com problemas de sudorese — estou sempre molhado de suor. Tem alguma coisa que possa fazer?

Sudorese excessiva pode mesmo ser um incômodo. Não necessariamente acontece por você estar com muito calor — nervosismo e situações estressantes podem fazer você ficar encharcado de suor em minutos. Nas mulheres existe um componente hormonal também. Você pode tentar alguma fórmula antiperspirante que contenha sais de alumínio, ou mesmo alguns medicamentos que bloqueiam o efeito do nervosismo sobre as glândulas sudoríparas. Essas pílulas, no entanto, não funcionam para todo mundo, e podem ter efeitos colaterais. Também existe uma cirurgia para seccionar o nervo que ativa as glândulas sudoríparas, mas também não funciona em todos os casos e pode até provocar o efeito contrário: aumento de sudorese em outra parte do corpo.

Um tratamento mais moderno consiste em injeções de Botox que paralisam as glândulas sudoríparas, mas podem ser necessárias muitas aplicações até conseguir resultados, e estes duram apenas de quatro a 12 meses.

Alguns conselhos básicos: evitar disparadores de suor, como comidas muito quentes ou condimentadas e dar preferência a roupas brancas ou pretas, que não deixam as marcas de suor muito aparentes.

Você sabia? Os pés possuem quinhentas mil glândulas sudoríparas e podem produzir mais de meio litro de suor por dia.

Eu tive psoríase por um tempo, e agora apareceram em minhas mãos e pés uns caroços dolorosos que incomodam quando eu ando. Apesar de fumar, sou bastante saudável. O que posso fazer?

Provavelmente isso que você tem é o que se chama pustulose palmoplantar, um tipo bastante difícil de psoríase que provoca lesões escamosas e vermelhas nas palmas das mãos e plantas dos pés. A primeira coisa a fazer é parar de fumar, porque você pode estar tendo uma resposta anormal à nicotina, que pode disparar surtos de psoríase.

Existem alguns tipos diferentes de tratamento, incluindo corticosteroides de última geração, que parecem ser eficazes. Um remédio oral para acne chamado isotretinoína ou ácido retinoico (Roacutan®), além de anti-inflamatórios tópicos, como tacrolimus ou pimecrolimus, podem funcionar bem, dependendo do caso. Procure um dermatologista para conhecer melhor as opções de tratamento disponíveis.

É verdade que comer chocolate provoca espinhas?

Muitos estudos já foram feitos a respeito de uma conexão entre alimentos e acne, mas nenhum concluiu pela existência de qualquer relação. A acne é causada pela ação hormonal, e piora por estresse. Nada mais que isso. Alimentos gordurosos, *fast food*, doces e chocolates não são responsáveis pela acne. Sua mãe deve ter dito isso para fazê-lo parar de comer exageradamente essas guloseimas que, de fato, fazem engordar.

É verdade que raspar os pelos com lâmina faz com que eles cresçam mais escuros, grossos e rápido?

Esse é um mito bastante conveniente para a indústria da depilação, mas não tem fundamento. Raspar com lâmina não faz o pelo crescer mais espesso, nem mais rápido. É uma ilusão provocada pelo fato de que o pelo vai crescer sem as pontas mais finas de antes de serem cortados ou raspados. Isto dá a impressão de ficarem mais grossos. Além disso, a ação do sol clareia naturalmente os pelos e, por isso, os que começam a nascer podem parecer mais escuros, mas é porque ainda não sofreram a ação do sol.

Você sabia? O sorriso mobiliza dezessete músculos, e o gesto de franzir o cenho quarenta e três. A não ser que você esteja procurando ter um ar mais compenetrado e maduro, sorrir é a opção mais fácil para a maioria de nós.

Meus amigos dizem que eu tenho acne porque não tenho higiene e não limpo direito a minha pele. É possível isso?

Muitas pessoas acreditam que o que causa a acne é a pele mal limpa, ou mesmo uma alimentação inadequada, mas isso não é verdade. A acne é manifestação direta da produção hormonal, o que explica o fato de ser tão frequente em adolescentes. O tratamento envolve prescrição de medicamentos. Isso não quer dizer, no entanto, que em algumas pessoas um maior controle alimentar não vá ter impactos positivos e notáveis sobre a pele.

Eu gosto de usar os cabelos presos em rabo de cavalo, mas minha mãe diz que vou acabar ficando careca — como pode acontecer isso?

Alguns penteados como rabos de cavalo muito apertados, tranças ou coques podem provocar queda do cabelo em consequência à constante tensão dos fios, que vai, gradativamente, fazendo com que caiam. Fazer escovas frequentes com secador muito quente, ou prender em bobs muito apertados também tem o mesmo efeito. Da mesma forma, alongamento das mechas com mega hair, por exemplo, se for feito com trançados muito apertados, pode provocar alguns "buracos" no couro cabeludo, como algumas celebridades começam a descobrir.

É verdade que o estresse pode fazer o cabelo ficar branco mais rápido?

O estresse é tido como responsável por uma grande variedade de doenças, e em vários casos é, de fato, parcialmente responsável, especialmente nos casos de doenças cardíacas, enxaquecas, problemas estomacais, alterações no sono e no sistema imunológico, para mencionar apenas algumas. Também pode provocar a exacerbação de acne ou psoríase e desencadear algumas condições como eflúvio telógeno ou alopecia areata, doenças autoimunes que provocam a queda dos cabelos.

Mas o estresse faz alguém ficar grisalho? Talvez essa teoria tenha começado com a divulgação das imagens de Maria Antonieta prestes a ser executada na guilhotina — uma mulher velha, aos 38 anos, cujos cabelos louros haviam se tornado completamente brancos; começou-se a acreditar que os cabelos de Maria Antonieta haviam embranquecido do dia para a noite, enquanto ela aguardava angustiada pelo seu destino. Porém é mais provável que essa mudança na aparência se deva ao fato de que a rainha não podia mais contar, no cativeiro, com o recurso das elaboradas perucas que costumava usar, ou também por ter ficado por muito tempo sem colorir os cabelos, antes de ser guilhotinada.

Ficar grisalho é um processo normal que faz parte do envelhecimento: cerca de metade das pessoas ao redor dos 50 anos de idade já está meio grisalha. Os fios brancos geralmente começam a aparecer entre os 30 e 35 anos, mas a proporção de cabelos brancos varia de acordo com fatores genéticos ou raciais, por exemplo.

O estresse pode causar queda dos cabelos, portanto é possível que, ao perder fios ainda pigmentados, os fios brancos fiquem mais visíveis, no entanto ele não faz com que o cabelo fique branco. Ainda não se descobriu nenhuma conexão direta entre estresse e ansiedade e cabelos brancos.

Se você quiser antecipar com que idade começará a ficar grisalho, basta olhar para os seus pais — são os nossos genes que regem o que vai acontecer com cada folículo de cabelo.

Os resultados de um estudo feito no Japão indicaram que estresse por agentes tóxicos, como raios ultravioleta ou substâncias químicas, danificam o DNA e podem causar perda de pigmentação no cabelo. Não há muito o que se possa fazer nesse caso, já que os pesquisadores estimaram que uma única célula de mamíferos está sujeita a 100 mil desses estressores a cada dia.

Uma última teoria sobre cabelos brancos é a de que eles aparecem em função da proporção de peróxido de hidrogênio nos folículos capilares, e estes aumentam com o passar do tempo. Estamos ainda engatinhando nesses estudos, por isso eu diria que, no quesito cabelos grisalhos, não se tem muito como escapar da herança genética.

Você sabia? Talvez não se possa afirmar que as pessoas louras* realmente se divirtam mais, porém elas certamente têm mais cabelo. A tonalidade do cabelo determina a densidade dos fios na cabeça. O ser humano médio possui cem mil folículos capilares: as pessoas louras têm cerca de 146 mil folículos, ao passo que as pessoas com cabelos pretos tendem a ter aproximadamente 110 mil desses folículos. Já os de cabelos castanhos ficam bem na média, com cem mil folículos, e as pessoas ruivas têm as cabeleiras menos densas, com algo em torno de 86 mil folículos capilares.

É verdade que o uso frequente de secadores e escovas pode aumentar a queda de cabelo?

Sim, é verdade. A razão é que o calor excessivo prejudica as proteínas dos fios de cabelo, tornando-os frágeis e mais suscetíveis a romper. Escovar o cabelo enquanto usa o secador causa ainda mais dano. O uso incorreto de escovas ou alisadores quentes pode, inclusive, provocar queimaduras no couro cabeludo, fazendo com que os folículos capilares sejam permanentemente danificados naquela área.

Eu costumo sempre comprar xampus e condicionadores com fórmulas com proteína que prometem nutrir meus cabelos e fazer com que cresçam mais fortes e saudáveis, mas minha irmã ri disso e diz que é jogar dinheiro fora. Será que ela tem razão?

Veja da seguinte maneira: xampus e condicionadores com proteína só vão recompor eventuais falhas na superfície dos fios de cabelo temporariamente, tornando-os realmente mais macios e espessos por um tempo. Isso faz com que o cabelo fique com ótima aparência, mas nenhum desses produtos vai nutrir ou fazer o cabelo crescer, já que o cabelo é um tecido morto.

*E é também o título de um álbum muito popular do cantor Rod Stewart, *Blondes have more fun*. Essa expressão apareceu pela primeira vez como slogan do kit de pintura para cabelo da Clairol, na década de 1940. (*N. do T.*)

Lista dos 10 alimentos mais saudáveis

1) Batata-doce

É nutrição concentrada e, muito provavelmente, um dos melhores vegetais que se pode comer. Fonte de caroteno, vitamina C, fibras e potássio, deve ser usada no lugar da batata comum por ser uma opção mais saudável.

2) Tomate-cereja

Mais doces e firmes que os outros tomates, são perfeitos para entradas, para mergulhar em molhos ou acompanhar saladas. São ricos em vitamina A e C.

3) Leite desnatado ou semidesnatado

Eu, pessoalmente, prefiro leite de soja, mas o leite de vaca é uma excelente fonte de cálcio, vitaminas e proteínas, com baixo ou nenhum teor de gordura saturada e colesterol. O mesmo vale para iogurtes desnatados. O leite de soja pode ser tão nutritivo quanto o leite de vaca, se for vitaminado e fortificado com cálcio.

4) Brócolis

Rico em vitamina C, carotenoides e ácido fólico. Devem ser preparados no vapor até amaciarem, mas sem perder a firmeza, e temperados com limão.

5) Salmão

As gorduras ricas em ômega-3 de peixes como o salmão podem ajudar a reduzir o risco de morte súbita por infarto.

6) Biscoito de centeio ou trigo integral

Um item um pouco estranho da minha lista, alguém pode pensar, mas os biscoitos e cream crackers integrais são ricos em fibras e não contêm gorduras.

7) Sachês de arroz integral de preparo rápido

Esses pacotinhos de arroz integral são muito fáceis de preparar e são, sem dúvida, mais nutritivos que arroz branco polido. Arroz integral contém mais fibras, magnésio, vitaminas E e B6, cobre, zinco e sais minerais que o arroz branco.

8) Frutas cítricas

Fontes de vitamina C, ácido fólico e fibras, e disponíveis de várias formas: laranja, lima, tangerina, toranja, pomelo — mas, atenção, tome cuidado ao consumir toranja (*grapefruit*) se estiver tomando certos medicamentos.

9) Abóbora madura

Pique em cubos e cozinhe no vapor, ou compre a abóbora pré-cozida pronta para ir ao forno, refogar ou virar uma sopa. Uma excelente fonte de vitaminas A e C e fibras.

10) Espinafre e bertalha

Essas verduras folhosas são riquíssimas em vitaminas A, C e K, potássio, magnésio, ferro, luteínas e sais minerais. Sirva temperadas com suco de limão.

Meu pai tinha uma farta cabeleira. Isso quer dizer que eu não devo ficar careca?

Não. A tendência à calvície é herdada de ambos os pais e, provavelmente, envolve uma combinação de genes. Portanto, você não está automaticamente a salvo, mesmo que seu pai tenha tido muito cabelo. Também não é verdade, como muitos dizem, que os genes da calvície venham unicamente do lado da mãe.

Meu médico me disse que ficar careca significa maior chance de ter um infarto, e isso me deixou preocupado. Ele tem razão?

De certa maneira, sim. Uma pesquisa identificou que os homens que tiveram perda de cabelo, sobretudo no alto da cabeça, teriam 40% mais chances de ter doenças cardíacas. Já a perda de cabelo na região frontal (as famosas entradas) aumentam esse risco em 28%. Assim, se existe um padrão de homens calvos na sua família, você deve parar de fumar, se alimentar de forma saudável e checar sempre sua pressão arterial, além de praticar exercícios físicos regularmente.

> **Você sabia?** Algo em torno de 32 milhões de bactérias povoam cada dois centímetros de sua pele. A maioria dessas bactérias é inteiramente inofensiva, e algumas, inclusive, são muito úteis para a manutenção de um corpo saudável.

Quando tinha 15 anos tive muita acne no rosto. Agora se espalhou pelo peito e costas, na forma de espinhas duras, vermelhas e doloridas, que têm igualmente uma aparência horrível. Já tentei todo tipo de fórmulas e medicamentos, mas nada até agora adiantou. Será que nunca vou conseguir me livrar da acne?

A acne é uma das condições clínicas mais desagradáveis que podemos ter, e vai irromper justamente na adolescência, numa época em que estamos mais sensíveis e preocupados com a aparência. Deve ser cuidada com a devida atenção, já que pode deixar cicatrizes permanentes. Acne não tem, por outro lado, nada a ver com limpeza da pele, ou com o que você come. Chocolate e alimentos gordurosos não diminuem as espinhas, apesar de existirem algumas evidências de que o leite e produtos derivados podem, sim, provocar reações na pele de algumas pessoas.

A boa notícia é que a acne pode ser tratada com sucesso. Existe um tratamento bastante eficaz para o qual você provavelmente será um bom candidato. Chama-se Roacutan®. É um comprimido que deve ser tomado todos os dias por via oral. O tratamento tem alguns efeitos colaterais significativos, como ressecamento da pele e dos olhos, e rachaduras nos lábios. Pode também afetar o fígado, portanto, será necessário fazer acompanhamento por meio de exames de sangue enquanto durar o tratamento. Mas realmente funciona. Eu perguntaria a um médico a respeito desse tratamento. Talvez seja necessário ficar tomando o remédio por uns seis meses, e as mudanças só vão começar a aparecer depois de dois ou três meses. O Roacutan®, além de eliminar a erupção, reduz as cicatrizes e elimina essas espinhas dolorosas que você diz estarem aparecendo em outras partes do corpo agora.

Por que o cabelo fica grisalho? As pessoas com cabelos escuros ficam grisalhas mais cedo, ou é porque os cabelos brancos ficam mais visíveis?

O processo que torna os cabelos brancos não é ainda muito bem compreendido. Uma coisa que sabemos com certeza é que não existe qualquer relação entre cabelos brancos e calvície, outro mito bastante comum.

A cor do nosso cabelo é determinada pela quantidade de melanina distribuída no interior das raízes. A coloração final é resultado da quantidade, tamanho e coloração dos grânulos desse pigmento. Quanto mais claro for o cabelo de uma pessoa, menos melanina ele tem. Os cabelos castanhos ou pretos têm muito mais melanina que os louros e ruivos. A cor da pele, em geral, tem a ver com a cor dos cabelos. Por alguma razão, as células que produzem melanina podem diminuir ou interromper completamente a produção. Isso faz com que o cabelo perca sua cor, ficando amarelado e, depois, branco. Bolhas de ar, que podem por razões misteriosas penetrar na raiz do cabelo, também contribuem para o embranquecimento ao obstruírem a passagem da melanina. Parece ser um processo geneticamente determinado, e atinge da mesma forma pessoas com cabelos claros e escuros, mas certamente a perda de pigmentação é mais evidente nos cabelos mais escuros.

Você sabia? O cabelo humano é praticamente indestrutível. A despeito de ser facilmente inflamável, o cabelo humano se desintegra num ritmo tão lento, que dificilmente desaparece. Nosso cabelo não pode ser destruído pelo frio, mudança climática, umidade, água ou outras forças naturais, e é resistente a vários tipos de ácido e substâncias corrosivas.

Minhas unhas apresentam escamações que as deixam horríveis mesmo quando passo esmalte. Por que elas crescem assim? O que devo fazer?

A descamação das unhas não é incomum e pode ser sinal de alguma doença. Uma ondulação no sentido do comprimento pode ser devida a um cisto na matriz da unha, enquanto escamações na superfície da lâmina da unha (a parte onde se aplica o esmalte) podem ser causadas por infecções recorrentes na matriz da unha, por estarem excessivamente expostas a água e produtos químicos (por exemplo, quando você lava muita louça ou roupa à mão), e pelo hábito de retirar excessivamente a cutícula na base das unhas. Podem também aparecer escamações nas unhas no caso de má circulação nos dedos das mãos, sintoma bastante comum em pessoas idosas. Uma única depressão transversal ou horizontal na unha (também chamada Linha de Beau) pode surgir depois de um período de doença grave, traumatismo ou estresse.

Os tratamentos vão depender do tipo de escamação que você tem. Sugiro, portanto, que procure um dermatologista para identificar qual é o problema no seu caso e qual é o tratamento mais adequado.

Meus pés estão sempre coçando, principalmente entre os dedos. Têm ficado com mau cheiro também, e a pele parece esbranquiçada e enrugada como se eu tivesse acabado de sair de um banho prolongado. O que pode estar errado?

Aposto que você tem calçado tênis o tempo todo. Você provavelmente tem o que se chama "pé de atleta". Isso é provocado por uma infecção por fungos que torna a pele realmente irritada e com esse aspecto que você descreve. Pode ter pego de outras pessoas em academias de ginástica ou em piscinas, mas não é nada grave e é fácil de tratar. Vá a uma farmácia e compre uma pomada dermatológica contra micoses, por exemplo. Pode experimentar também sprays e talcos. Escolha o que parecer mais atraente. Pode ser uma boa medida investir em um novo par de tênis e procurar andar o maior tempo possível descalço em casa; isso ajudará a manter os pés secos e impedirá novas infecções. Caso não apresente melhora, é aconselhável procurar um dermatologista.

Você sabia? Tal como as impressões digitais, cada língua também deixa uma marca única.

Estou com um problema sério de caspa, a ponto de não poder mais usar roupas pretas. Tem alguma coisa que ajude a controlar a caspa?

A caspa, uma afecção causada pela eliminação excessiva de pele morta, normalmente não requer nenhum tratamento específico, mas o seu caso parece mais sério. Se você também apresentar vermelhidão e irritação no couro cabeludo, pode estar sofrendo de dermatite seborreica e, nesse caso, deve procurar a ajuda de um dermatologista. O tratamento inclui lavagens frequentes com xampus anticaspa que contenham em sua fórmula ingredientes como alcatrão, ácido salicílico e zinco (um agente fungicida).

Minha mãe sempre me dizia que manchas brancas nas unhas são sinal de que está faltando cálcio na alimentação. Tem algum fundo de verdade nisso?

Na verdade não, embora muitas pessoas acreditem nisso. Minha mãe costumava me dizer a mesma coisa! Manchas irregulares nas unhas são, com mais frequência do que se imagina, causadas por pequenos traumas quando elas estavam se formando. Geralmente esses traumas são provocados por impactos na matriz da unha. Elas podem levar bastante tempo para se formar e aparecer, uma vez que as unhas crescem lentamente, de forma que o evento que as provocou costuma já ter sido esquecido.

Unhas totalmente brancas são algo completamente diferente e podem indicar desnutrição ou doença no fígado. Nesse caso, deve-se procurar imediatamente o médico — mas não tem nada a ver com cálcio.

Todas as nossas unhas se desenvolvem e crescem na mesma velocidade? Tenho certeza de que preciso cortar algumas unhas com mais frequência que outras.

As unhas não crescem com a mesma velocidade, e as unhas das mãos crescem quatro vezes mais rápido que as unhas dos pés. Se você já notou que precisa cortar as unhas das mãos com muito mais frequência que as dos pés, não está imaginando coisas. E não acaba aí: as unhas que crescem mais rápido são as do dedo anular. E a unha do dedo médio da mão dominante vai crescer mais rápido que todas as outras. Não se sabe muito bem o porquê; pode ser pelo fato de a unha do dedo médio de sua mão dominante ser provavelmente a que vai desgastar mais rapidamente. Sabemos, no entanto, que o crescimento das unhas está relacionado ao comprimento dos dedos: quanto mais longos, mais rapidamente crescerão as unhas; quanto mais curtos, ao contrário, mais devagar as unhas crescem.

Você sabia? Existem pelo menos cinco tipos de receptores na pele que respondem à dor e ao toque.

Eu tenho a pele extremamente sensível: qualquer arranhão ou batida, mesmo leve, e minha pele começa a inchar e formar manchas vermelhas. Por que isso acontece?

O que você descreve parece um caso clássico de dermografia (que quer dizer "escrita sobre a pele", dermo = pele, grafia = escrita), uma afecção caracterizada por reação excessiva à pressão sobre a pele, resultando em ataques localizados de urticária no local em que a pessoa sofreu um arranhão ou batida. Pode ser algo bastante incômodo se for muito intenso, e aparece em qualquer idade, sendo de longe muito mais comum em mulheres do que nos homens. Você provavelmente já deve ter percebido que essas manchas se formam em poucos minutos, mas podem levar horas, ou mesmo dias, para desaparecerem por completo.

Não existe cura total para isso, mas você pode experimentar tomar algum anti-histamínico por um tempo, para diminuir a intensidade da reação.

Algumas pessoas que apresentam essa condição transformam seus corpos em obras vivas de arte, arranhando de leve e imprimindo desenhos e padrões na pele, que, então, formam lesões avermelhadas; alguns chegam a escrever páginas de textos religiosos sobre os próprios corpos.

Minha filha acabou de iniciar um tratamento para tinha — uma espécie de micose na pele. Como se pega essa micose?

A tinha é uma infecção provocada por fungos, que ficam hospedados em outro organismo, seja humano ou animal, que já havia contraído a doença. O fungo que provoca a doença penetra na pele e começa a se desenvolver no local. Surge uma mancha rosada que vai aumentando gradativamente, tornando-se mais clara no centro. À medida que o fungo cresce, as bordas da mancha micótica vão ficando avermelhadas e granulosas, enquanto a área que já se recuperou retorna à coloração normal. Isso faz com que apareçam os anéis típicos de infecção micótica, que vão aumentando. Esse é um padrão bem típico de crescimento de fungos: você pode observar o mesmo tipo de crescimento nos cogumelos que crescem sobre a relva, formando anéis.

Por que tenho centenas de pequenas bolinhas ásperas na parte externa dos braços? Alguns colegas de escola também têm isso. Como podemos eliminar essas bolinhas?

Essa é uma afecção dos folículos pilosos bastante comum e de origem genética chamada queratose pilar ou queratose folicular. Ela aparece especialmente nos braços, pernas, coxas e bumbum — qualquer parte do corpo, exceto as palmas e plantas dos pés.

É uma condição surpreendentemente comum, por isso você já encontrou vários de seus amigos com a mesma coisa. Estima-se que cerca de 40% da população adulta, ou 50% a 80% de adolescentes, tenham queratose pilar. É também mais comum nos homens que nas mulheres, e fica pior em climas frios e secos.

Pode ser confundida com foliculite ou com acne. A diferença é que a queratose é uma condição que afeta os folículos pilosos, e não as glândulas sebáceas, como a acne. Ela ocorre por conta de excesso de queratina, que se acumula ao redor dos folículos pilosos nas áreas afetadas. Isso provoca a formação de pequenas crostas que fazem surgir as bolinhas ásperas que você sente na pele. Esses pequenos caroços podem também conter pelos encravados.

Infelizmente não existe cura para a queratose pilar, mas existem alguns tratamentos disponíveis com cremes derivados da vitamina A, como adapaleno, e ainda o peróxido de benzoíla e a triamcinolona. Todas essas substâncias podem melhorar a aparência e textura da pele, mas você deve estar ciente de que, uma vez interrompido o tratamento, volta tudo ao estado original.

Esfoliações, hidratação profunda, alfa-hidróxido ácidos e ureia podem também ser úteis.

Você sabia? Trezentos milhões de células morrem em nosso organismo a cada minuto, mas isso é apenas uma pequena fração do total de células que existem no nosso corpo. Algumas estimativas falam de 10 a 50 trilhões de células no corpo humano!

Intestinos e partes baixas

O estresse provoca úlcera?

Os médicos acreditavam que a úlcera péptica era resultado de muito estresse ou comidas condimentadas, ou ambos. No entanto, dois médicos e pesquisadores australianos, que receberam por isso o Prêmio Nobel de Medicina, colocaram a culpa em uma bactéria chamada *Helicobacter pylori*, um organismo em forma de espiral que é o causador de mais de 90% das úlceras e provoca muita acidez no estômago. O dano é provocado na medida em que a acidez enfraquece a mucosa protetora do estômago e do duodeno, que normalmente protege os órgãos dos ácidos corrosivos do estômago. Ao ser debilitado pela bactéria, o escudo protetor torna-se sem efeito, permitindo que o ácido entre em contato com o revestimento mais sensível que fica sob a mucosa. Ainda que não esteja muito claro porque as pessoas pegam a bactéria *H. pylori*, os pesquisadores suspeitam de que seja pelo contato com pessoas infectadas, por meio de saliva, de vômito ou matéria fecal que entra em contato com mãos, de alimentos ou água.

A ligação com o estresse não é descabida: ele pode aumentar a acidez gástrica e a produção de ácidos que pioram a lesão.

Contudo, nem toda úlcera é causada por essa bactéria. Algumas drogas, como anti-inflamatórios não esteroides (ibuprofeno ou Aspirina®, por exemplo) podem ter efeitos semelhantes, enfraquecendo o revestimento do estômago, tornando-o suscetível a desenvolver úlceras. Em casos mais raros, tumores cancerígenos no estômago ou no pâncreas podem causar úlceras.

Tenho muita coceira nas nádegas e isso está me levando à loucura. Experimentei várias pomadas e cremes, mas nada parece funcionar. O que devo fazer?

Esse é um problema mais comum do que pode parecer, especialmente em pessoas que passam muito tempo sentadas, como motoristas de táxi ou ônibus. A razão para a coceira persistir é o chamado "ciclo esfrega-coça", ou seja, você coça o local que está incomodando, e isso faz com que a pele rompa ligeiramente. Com isso, pode ocorrer nesse local uma inflamação superficial e infecção, o que faz a coceira piorar. Se você tornar a esfregar, o ciclo continua. É importante, para romper o ciclo, tratar com antibióticos orais ou cremes de limpeza de pele qualquer infecção dermatológica que possa estar presente.

Evite banhos de banheira com espumas e sais, e sempre se seque dando leves toques com a toalha, em vez de esfregá-la com força sobre a pele. Fique atento às verminoses que costumam ser causadoras de coceiras na região anal — como oxiurose, por exemplo —, especialmente à noite. Se você vive com crianças pequenas, pode ter pegado delas essa verminose. De qualquer forma, são tratáveis com remédios facilmente encontrados em farmácias.

Você sabia? O intestino grosso mede de 7 a 10 cm de diâmetro. No intestino grosso distinguem-se seis partes: o *ceco*, onde desemboca o intestino delgado; o *cólon ascendente* ou direito; o *cólon transverso*, que atravessa a cavidade abdominal da direita para a esquerda; o *cólon descendente* ou esquerdo; o *cólon sigmoide*, a parte final do intestino grosso; e o *reto*. O alimento ingerido pode permanecer no interior do intestino grosso de 18 horas a dois dias.

Meu marido está sofrendo dores terríveis provocadas por fissuras anais. Gostaríamos de saber como tratar esse problema.

A fissura anal é um pequeno rompimento da pele do orifício anal. Ela pode ficar muito inflamada e se contrair com os movimentos intestinais. O tratamento consiste em tentar prevenir a constipação, porque a tensão para fazer passar as fezes, sobretudo quando estão muito volumosas e ressecadas, piora ainda mais a situação. Os laxantes podem ser usados durante um período a fim de dar tempo para a fissura cicatrizar. Outro tratamento possível é à base de supositórios ou cremes de aplicação local, que ajudam a relaxar os músculos das nádegas, auxiliando na cicatrização. Em casos mais persistentes pode ser recomendada cirurgia.

Devo ficar muito preocupado porque só consigo evacuar uma vez por semana? Eu sempre fui assim.

Não existe nenhum padrão "normal" de evacuação. Em média, a maioria das pessoas evacua de três vezes ao dia até duas vezes por semana. Se você sempre vai ao banheiro com esta frequência, então certamente esse é o normal para você, mas qualquer alteração nesse padrão deve ser investigada por um médico. Um dos sintomas de câncer intestinal é uma alteração na frequência da evacuação, com períodos alternados de prisão de ventre e diarreia.

Recebi um diagnóstico de mononucleose umas três semanas atrás. Já estou me sentindo bem, agora, e quero retomar minhas atividades esportivas (sou jogador de rugby), mas tenho ouvido de várias pessoas que isso pode ser perigoso se o baço tiver aumentado. Devo me preocupar e procurar uma ressonância magnética ou outro exame por imagem?

Essa é uma questão delicada. O baço é um órgão localizado no lado esquerdo do abdômen, protegido pelas costelas. Como decorrência da infecção, o baço pode ficar hipertrofiado e se deslocar para fora da caixa de proteção formada pelas costelas, ficando mais exposto e vulnerável a impactos.

Mas você não precisa fazer uma ressonância para descobrir se o seu baço está hipertrofiado. O seu médico pode examiná-lo e descobrir clinicamente, sem maiores dificuldades. Se no exame clínico o seu baço não puder ser apalpado, então ele não aumentou com a infecção, ou já voltou ao tamanho normal. Mas, se o médico sentir o baço, então você não deve voltar a jogar rugby até que ele volte ao tamanho normal.

As 10 fobias mais incapacitantes

1) Domatofobia

Para a maioria dos seres humanos, segurança tem a ver com estar entre quatro paredes, fazer três refeições ao dia e ter uma cama para dormir. Para aqueles que sofrem de domatofobia (ou oiquofobia), essas três necessidades vitais básicas estão na origem da sua fobia incapacitante, que consiste no medo de casas ou de estar em casa.

2) Urofobia

Dá para adivinhar que isso significa ter medo de urinar. Essa fobia pode ter origem em alguma causa não óbvia, ou em uma experiência traumática, tal como uma infecção urinária dolorosa ou um surto de herpes genital. Em alguns casos, há necessidade de se introduzir um cateter na uretra para contornar a ansiedade e o medo de ir ao banheiro para urinar.

3) Decidofobia

Não, não estou inventando! Decidofobia é medo de tomar decisões. Uma pessoa que não consegue se decidir é candidata a ficar eternamente presa a dilemas. Com exceção dos procedimentos já internalizados, como rotinas do dia a dia, quem sofre dessa fobia pode ficar paralisado por ter de tomar decisões tão prosaicas e corriqueiras como ter que escolher o que comer no café da manhã. E, antes que você me pergunte, não, não é uma fobia mais encontrada em mulheres.

4) Nictofobia e fotofobia

Duas fobias similares, porém opostas. Uma é o medo da noite, ou do escuro, a outra é o medo da luz.

5) Somnifobia e clinofobia

Não necessariamente alguém precisa ser clinofóbico para ser somnifóbico. A pessoa com somnifobia tem pavor de dormir, ao passo que alguém que sofre de clinofobia tem aversão a se deitar e, por analogia, às camas. Os seres humanos precisam dos ciclos de sono REM para poder processar seus pensamentos e atividades diárias; sem dormir, uma pessoa pode sofrer esgotamento nervoso e mental. Esta é a razão para que essas duas fobias sejam particularmente incapacitantes.

6) Cronofobia

Aversão a relógios, ou aversão ao próprio tempo. A ideia de que o tempo está constantemente indo embora pode fazer com que a sanidade de uma pessoa também vá embora...

7) Estasibasifobia

Estasibasifobia ou estasifobia é o medo de ficar de pé e andar. Uma pessoa estasifóbica considera ser realmente impossível desempenhar as funções vitais sem estar confinada a uma cadeira de rodas. Algumas chegam a ponto de ter medo de outras pessoas que caminham de pé; trata-se, obviamente, de uma fobia incapacitante.

8) Antropofobia e lalofobia

Duas fobias que têm o potencial de isolar uma pessoa da vida. Antropofobia é o medo, a aversão, a outras pessoas, enquanto lalofobia é o medo de falar. Podem fazer com que ter um emprego, uma família, ou qualquer atividade relacionada à vida social, sejam coisas praticamente impossíveis.

9) Fagofobia

Problema que definitivamente não é muito comum nos Estados Unidos, a fagofobia é o pavor de comer. Quadro visto ocasionalmente em algumas crianças, às vezes como sinal de transtorno do espectro autista, pode ser classificada entre outros distúrbios da alimentação, como a anorexia nervosa.

10) Anemofobia

Incrivelmente, significa ter pavor de ar e pode deixar quem sofre desta fobia assustado a cada momento de sua vida. Existem medidas para conter algumas fobias, mas fora colocar o indivíduo fóbico para viver em uma bolha de oxigênio, nada me ocorre que pudesse confrontar esta fobia em particular.

Tenho tido muitos problemas de gases intestinais ultimamente. Chego a acordar no meio da noite por causa disso. Adoto uma alimentação saudável, como muitas verduras, legumes e cereais integrais. Será sinal de algum problema mais sério?

Gases e flatulência são sintomas bastante comuns, mas podem ser difíceis de tratar. Como regra geral, desde que você não tenha tido uma alteração na frequência do funcionamento intestinal, não esteja sentindo dores, nem apresentando muco ou sangramento nas fezes, é pouco provável que haja alguma causa grave para o seu problema. Algumas pessoas acreditam que comer alimentos muito diferentes do habitual pode fazer o intestino produzir mais gases que o normal. Isso porque as bactérias que vivem em nossos intestinos se acostumam a digerir aquilo que ingerimos regularmente, e tendem a ter um pouco mais de dificuldade quando encontram alimentos com os quais não estão acostumadas. Os gases que você está tendo são produzidos pela ação dessas bactérias na matéria não digerida dos intestinos. Por outro lado, a quantidade e o tipo de gás produzido no intestino está diretamente relacionado ao equilíbrio da nossa alimentação. Uma medida que pode ajudar a diminuir o mau odor e a flatulência é reduzir a quantidade de carne da alimentação.

Você pode estar tendo uma forma suave de síndrome do cólon irritável, uma afecção bastante comum que provoca gases, distensão abdominal, cólicas agudas e funcionamento irregular do intestino. Um gastroenterologista pode orientar melhor sobre isso.

Às vezes, medicamentos antiespasmódicos, como cápsulas de óleo de hortelã, cloridrato de mebeverina (Duspatalin®) ou Buscopan® também podem ajudar.

Você sabia? O trato digestivo mede aproximadamente oito metros no total. Os músculos se contraem em ondas para fazer descer o bolo digestivo pelo esôfago, o que significa que a comida desce para o estômago mesmo se você estiver plantando bananeira.

Tenho um problema crônico de azia, que está piorando com o tempo. Meu clínico receitou alguns comprimidos para aliviar, mas o problema sempre volta quando paro de tomar o medicamento.

A azia faz pensar em pessoas obesas e estressadas, mas o estresse não é necessariamente a causa. Muitas pessoas terão um pouco de azia depois de, por exemplo, uma refeição indiana à base de curry. Algumas sentem o sintoma só de vez em quando, em geral depois de ingerirem certos alimentos, outras têm crises frequentes, que chegam a interferir na vida diária.

Pelo que parece, você está sofrendo de refluxo, um problema bastante comum entre fumantes, mulheres grávidas, bebedores inveterados, obesos e pessoas entre 35 e 64 anos. O refluxo acontece quando os ácidos estomacais vazam ou refluem para o esôfago, provocando inflamação. Esta inflamação, por sua vez, ocorre porque uma quantidade grande de ácido ficou em contato com o revestimento do baixo esôfago, irritando-o.

Pode ser também que você tenha uma afecção chamada hérnia de hiato, na qual parte do estômago sobe para a parte baixa do peito (logo abaixo do diafragma), causando refluxo e azia.

Alguns exames serão necessários no caso de os sintomas serem muito intensos ou persistirem de maneira atípica. Esses exames poderão, além de confirmar o diagnóstico, eliminar outros males, como doenças cardíacas ou musculares. Um exame bastante comum neste caso é a endoscopia, em que um tubo fino e flexível com uma pequena câmera é introduzido através do esôfago até o estômago, permitindo que o médico tenha uma visão interna e possa verificar se há alguma ulceração. Seu clínico geral pode providenciar um pedido para esse exame.

Pare de fumar, evite alimentos que parecem agravar os sintomas e sempre tome comprimidos com um copo cheio de água para assegurar que sejam adequadamente deglutidos no estômago. Antes de dormir, comprimidos devem ser tomados uma hora antes de deitar, a não ser que haja orientação diferente.

Medidas como evitar alimentos condimentados e muito quentes e manter uma ingestão relativamente moderada de alimentos podem também ser benéficas.

Uma dica útil é elevar a cabeceira da cama uns 10 ou 15 cm para fazer com que a ação da gravidade mantenha os ácidos dentro do estômago, impedindo que escorram para o esôfago provocando dor.

Você deve também evitar fazer muita força para evacuar, urinar e se levantar, e evitar roupas apertadas; sentar-se com as costas encurvadas ou usar cintos muito apertados na cintura coloca mais pressão no estômago, piorando ainda mais o refluxo. Tente evitar também esses hábitos.

Você sabia? Precisamos de boca, esôfago, estômago, intestino delgado, intestino grosso, vesícula, pâncreas e fígado apenas para digerir um copo de leite.

Por que fico tão estufado?

Distensão abdominal e alterações na frequência de funcionamento do intestino são sintomas que sugerem cólon irritável. É extremamente comum, afeta 1/5 da população em algum momento de vida. As causas exatas são desconhecidas, mas o estresse e alguns fatores psicológicos podem ter um papel significativo.

Se você não possui intolerância a alguns alimentos específicos, uma simples mudança na alimentação pode funcionar. Se a distensão é o único sintoma, evitar fibras em excesso pode resolver. Episódios intermitentes de intestino solto podem ser tratados com loperamida; espasmos intestinais melhoram com antiespasmódicos como cloridrato de mebeverina ou o brometo de propantelina.

Já se sabe que intolerância a alguns alimentos, como lactose, também interfere nos problemas de cólon irritável, embora nem todo mundo que sofra de cólon irritável tenha alguma intolerância alimentar, e vice-versa. Tente excluir da dieta alguns grupos de alimentos que você sente que fazem piorar os sintomas. Os vilões mais prováveis são os produtos derivados de trigo e leite. Tente ficar umas duas semanas sem ingerir leite ou laticínios — se a distensão abdominal e o excesso de gases melhorarem, você já pode ter identificado o tipo de alimento que deve ser cuidado. Se não melhorar, tente cortar farinha de trigo por duas semanas e observe. Vá registrando tudo o que comer e beber, diariamente, durante umas duas semanas, assinalando episódios de distensão e gases abdominais, quando ocorrerem. Dê uma revisada no diário ao fim de duas semanas e tente identificar qual é o padrão.

Qual é a melhor fórmula para curar cólon irritável? Qual a melhor alimentação para esse caso?

Embora ainda existam dúvidas a respeito das causas da síndrome do intestino irritável (SII), ela constitui uma condição séria por conta do impacto fortemente negativo sobre a qualidade de vida das pessoas acometidas. Existem, no entanto, algumas maneiras de controlá-la. O diagnóstico geralmente é feito depois de o médico colher, junto ao paciente, o histórico da doença e ir excluindo outras possíveis causas para os sintomas. Se os exames forem negativos para outros distúrbios intestinais, como diarreia, prisão de ventre, alterações frequentes no funcionamento intestinal, é provável que sintomas como cólicas e dores intermitentes, distensão e gases abdominais estejam relacionados à síndrome do cólon irritável. É o histórico da queixa do paciente que orienta o diagnóstico médico. As dores relacionadas à SII são provavelmente causadas por espasmos intestinais, apesar de outras possíveis causas também interferirem no quadro. Alguns pacientes acreditam que o estresse faz os sintomas piorarem. Algumas mulheres relatam agravamento dos sintomas em certos dias do ciclo menstrual. Como tanto a diarreia quanto a prisão de ventre podem ocorrer em decorrência da síndrome, o tratamento com alimentos ricos em fibra pode ajudar em alguns casos, mas, para outros pacientes, o excesso de fibras provoca ainda mais distensão, gases e desconforto.

Os medicamentos usados para aliviar os sintomas são em geral os antiespasmódicos, dentre os quais costumam ser mais comumente prescritos cloridrato de mebeverina, cloridrato de diciclomina, cápsulas de hortelã e escopolamina.

> **Você sabia?** Em média, as pessoas soltam pum cerca de quatorze vezes por dia. Você pode também achar que sua educação não permite arrotar, mas qualquer pessoa arrota algumas vezes por dia.

Tive um sério ataque de gastrenterite quatro meses atrás. Fiz um tratamento com antibióticos, mas meu estômago não ficou mais o mesmo desde então. Sinto-me agora mais sensível com relação a certos alimentos e tenho diarreia e distensão abdominal. Será que ainda não me curei da infecção?

Você tem o que se conhece como síndrome do cólon irritável pós-infeccioso, que começa quando o revestimento do intestino fica mais sensível do que era antes da infecção, provocando espasmos a qualquer irritação. Os sintomas mais comuns incluem diarreia, constipação, dor e distensão, mas, felizmente, eles não se transformam em algo mais grave. É um quadro extremamente comum e piora com o estresse e certos alimentos e bebidas. Talvez seja uma boa ideia procurar um médico ou um gastroenterologista para, por meio de um exame de fezes, verificar se ainda há infecção remanescente, mas acho pouco provável que seja este o seu caso.

Dieta & boa forma

*Por que só devemos comer mariscos e frutos do mar nos meses que têm "R"?**

Muita gente adora frutos do mar, como ostras, mexilhões, vieiras e mariscos, mas sabe-se que esses alimentos podem fazer muito mal se porventura estiverem estragados. A regra do "R" nos meses do ano tem um fundo de verdade, pois tem a ver com o que os moluscos comem. Dinoflagelados são uma família de protozoários marinhos unicelulares que povoam os oceanos e constituem o fitoplancton — base da cadeia alimentar existente no meio de vida aquático. Eles vivem próximo à superfície e são o principal alimento dos mariscos. Às vezes esses protozoários consomem alcaloides tóxicos chamados saxitoxinas. Pelo fato de essas toxinas serem predominantes nos meses de maio, junho, julho e agosto, é mais provável que se acumulem no sistema digestivo dos moluscos capturados nesses meses, que passarão para você ao ingeri-los. Uma vez que um marisco esteja contaminado com substância tóxica, nenhum calor durante a cocção será capaz de destruir as bactérias. Algumas precauções durante a criação e colheita de mariscos e frutos do mar criados em cativeiro tornam esses produtos seguros para serem consumidos em qualquer época do ano, de forma que, se o marisco que você for comer tiver essa procedência e estiver fresco, não haverá qualquer problema.

É verdade que as cenouras fazem bem para a vista?

Sim e não. As cenouras não melhorarão a visão de alguém que tenha vista imperfeita. Uma dieta rica em cenouras não fará uma pessoa cega readquirir a visão. Mas as vitaminas encontradas na

* No Brasil não conseguimos esta prerrogativa de comer frutos do mar somente nos meses que tem "r". Mas o fenômeno da maré vermelha também acontece por aqui, causando a mortandade de diversos organismos aquáticos. O reconhecimento é que sempre se coma mariscos e peixes frescos e de procedência segura. (*N. do E.*)

cenoura podem contribuir para melhorar globalmente a saúde dos olhos. As cenouras contêm betacaroteno, uma substância que o organismo humano transforma em vitamina A, um nutriente extremamente importante para a saúde dos olhos. A falta da vitamina A pode causar a cegueira. Mas comer cenouras excessivamente poderá fazer com que o betacaroteno deixe sua pele alaranjada.

As cenouras também contêm um antioxidante, a luteína. Alimentos ricos em luteína comprovadamente aumentam a pigmentação da mácula, aquela área amarela e ovalada próxima à retina. Quanto maior a densidade de pigmentação na mácula, mais protegida estará sua retina, e menor o risco de ter degeneração macular.

Você sabia? Um em cada três adultos e uma em cada cinco crianças podem ser considerados obesos? Estima-se uma população de 13 milhões de pessoas obesas na Grã-Bretanha, e pela primeira vez na história o número de pessoas acima do peso no mundo (1 bilhão) superou o número de pessoas que não têm o suficiente para comer (800 mil).

Por que comer aspargos faz o xixi ficar com cheiro?

Esse assunto tem sido objeto de debate científico há muito tempo e provoca muitas conversas acaloradas na mesa de jantar. Existem várias vertentes teóricas para a questão. Algumas teorias defendem que o metabolismo das pessoas difere; existem aqueles que apresentam odores dos resíduos da digestão (ou metabólitos) e os que não apresentam. Sabemos também que nem todo mundo percebe o cheiro de todos os componentes dos metabólitos, sendo insensíveis a alguns odores. De toda maneira, os cientistas ainda estão discutindo se todas as pessoas produzem ou não as substâncias que conferem à urina o odor característico de aspargos, mas, aparentemente, enquanto várias pessoas apresentam esse odor na urina, muitas outras não percebem o cheiro por não possuírem as células olfativas necessárias em seus narizes.

O odor acre é provavelmente provocado por moléculas que contêm enxofre. Um desses componentes, o ácido asparagúsico, é específico dos aspargos, estando presente em maior concentração nas plantas jovens (com efeito, o odor na urina é mais pronunciado quando se consome aspargos jovens e brancos). Outro possível responsável pelo cheiro é uma substância chamada *metanotiol* ou *metil mercaptano*, também presente no líquido fétido exalado pelos gambás. Uma teoria sugere que os aspargos são rapidamente metabolizados pelo organismo e uma das enzimas envolvidas no processo libera *metil mercaptano*, que eventualmente penetra nos rins e é eliminado na urina. Já há quem culpe um componente químico chamado *tioéter**. Parece-me, portanto, que a melhor resposta para a sua questão é que ainda não sabemos exatamente por que isso acontece.

Acredite se quiser: algumas pesquisas chegaram a ser feitas para investigar essa pequena curiosidade do metabolismo humano e chegou-se à conclusão de que quase 50% dos indivíduos testados apresentaram o odor característico de aspargos na urina e que existe uma porção da população que não consegue perceber os traços sulfúricos da urina com rastros de aspargos. Esses estudos também sugerem que tanto os que produzem a urina com odor quanto os que são sensíveis ao cheiro característico o fazem por influência genética. Apenas os indivíduos que possuem um determinado gene podem metabolizar os componentes químicos presentes nos aspargos e transformá-los em odor, ao passo que somente os que são equipados com um gene específico são sensíveis ao odor dos metabólitos presentes na urina de quem consumiu aspargos.

---

* Os tioéteres são compostos orgânicos com estrutura e características químicas semelhantes aos éteres. (*N. do T.*)

Comidas condimentadas provocam úlcera?

Úlceras são basicamente feridas que se abrem na sensível mucosa que reveste o estômago. Podem também se formar no tecido que reveste a porção superior do intestino delgado — o duodeno — e também no esôfago. Você pode ter mais de uma úlcera ao mesmo tempo, e em mais de um lugar.

Os médicos defenderam por décadas que comer muita comida condimentada ou alimentos muito ácidos provocava úlceras, fazendo com que pessoas com úlceras se submetessem a dietas bastante restritivas. Mas isso aparentemente não resolveu o problema. Descobriu-se que a maioria das úlceras é, na verdade, causada por uma bactéria em forma de espiral chamada *Helicobacter pylori*, ou *H. pylori*, que se aloja no estômago e no duodeno e secreta uma enzima que a protege dos poderosos ácidos estomacais e cava um buraco na mucosa, eventualmente provocando ulceração do tecido.

O *H. pylori* é o maior causador das úlceras, porém não o único. Alguns medicamentos, como ácido acetilsalicílico (Aspirina®), ibuprofeno (substância presente em vários analgésicos e anti-inflamatórios) e naproxeno (outro fármaco de ação analgésica, anti-inflamatória e antipirética), podem também irritar a mucosa que reveste o estômago e o duodeno. O risco é maior para pessoas que vêm tomando esses medicamentos há muito tempo. Por isso, não culpemos a comida condimentada.

> **Você sabia?** Uma pessoa normal possui entre 25 e 35 bilhões de células de gordura. Esse número pode crescer, com o ganho de peso excessivo, a até 100, 150 bilhões.

É verdade que frutas e vegetais frescos são mais nutritivos que os congelados e enlatados?

Isso depende. Verduras e frutas que ficaram rolando na geladeira por uma semana provavelmente já perderam algumas de suas vitaminas, da mesma forma que quando cozidas. Nesse caso, o produto fresco pode não ter o mesmo valor nutricional que o produto enlatado, ou fresco e congelado. Da mesma forma, se você deixar frutas e verduras descascadas e picadas sobre a bancada da cozinha por mais de 20 minutos, a exposição ao ar vai roubar as vitaminas desses alimentos. De um modo geral, frutas e verduras congeladas ou enlatadas podem ter tanto teor de vitaminas quanto as frescas.

O que é pior para aumentar o colesterol: carne bovina, de frango, ou frutos do mar?

A quantidade de colesterol que um determinado alimento contém não é o único fator envolvido no aumento do seu colesterol. Vai depender também do tipo de gordura do alimento, e como esta gordura afeta os níveis de colesterol do sangue de quem a ingere. Por exemplo, a gordura saturada tem mais impacto no aumento dos índices de colesterol do sangue que o colesterol contido nos alimentos, assim, um bife magro pode ser menos disparador de gordura saturada que uma coxa de frango preparada com a pele. Alguns frutos do mar, como os camarões, por exemplo, podem ter altos índices de colesterol, mas contêm também uma quantidade de gordura poli-insaturada benéfica à saúde do coração e assim, ajudam a manter baixos os índices de mau colesterol.

Já ouvi dizer que devemos jantar cedo e jamais comer após as 8 horas da noite porque isso faz engordar. É verdade?

Não, não tem o menor fiapo de verdade nesta afirmação. A tese por trás desse mito é a de que o organismo desacelera à noite e, portanto, está mais propenso a acumular gordura. Porém existe pouca evidência de que isso seja mais que um mito. O mesmo se aplica à fórmula "nada de carboidratos depois das 20 horas". Uma caloria é uma caloria, independentemente de quando você a ingere. Comer uma lauta refeição logo antes de ir para a cama não é uma boa ideia, mas só porque pode provocar uma indigestão e interferir no sono. Muito mais que o horário em que a pessoa jantou ou fez um lanche, o total de calorias ingeridas ao longo de 24 horas é o que importa, comparado à quantidade de calorias queimadas ao longo do dia em atividades e exercícios. O que acontece é que pessoas que têm o hábito de jantar tarde da noite tendem a preferir comidas gordurosas e porções generosas, particularmente quando são adeptas de comer em frente à televisão. Esse hábito certamente fará com que elas ganhem peso.

Você sabia? Algumas bebidas à base de café, preparadas com leite integral e servidas em redes de *coffee shops* contêm cerca de 400 calorias — mais de 15% do total calórico diário necessário a um adulto do sexo masculino. Um café carioca, sem leite, ao contrário, contém apenas 17 calorias, e um cappuccino preparado com leite desnatado, cerca de 30 calorias.

Por que precisamos tomar pelo menos oito copos de água por dia?

O conselho de saúde mais comum de se encontrar hoje em anúncios em jornais, revistas e programas de boa forma é de que nosso organismo precisa repor diariamente dois litros de água — ou oito copos —, mas isso não tem fundamento científico. Parece-me, sim, uma boa forma de vender garrafinhas de água aos montes. Se você consultar um nefrologista, ele provavelmente vai dizer que precisamos, diariamente, de cerca de 24 ml de líquidos para cada quilo de peso. Se ingerirmos mais que isso, o organismo simplesmente irá eliminar o excesso. Por outro lado, não precisamos viver carregando garrafinhas de água, porque qualquer líquido conta, incluindo chás, café e sucos. Também retiramos uma boa parte da água que precisamos diretamente dos alimentos.

É verdade que alguns alimentos podem prevenir o câncer?

A despeito de inúmeros relatos de que uma alimentação pobre em gorduras e a prática de exercícios físicos têm o potencial de prevenir o câncer, existem vários tipos dessa doença que não têm nada a ver com a idade. Alimentar-se bem e praticar exercícios certamente contribuem para o bem-estar geral, e vários alimentos de fato contêm poderosos antioxidantes que podem, sim, ajudar a reduzir os danos celulares e os efeitos carcinogênicos, mas não devem ser vistos como panaceia para a prevenção do câncer. Muitos outros fatores estão envolvidos no desenvolvimento da doença.

Muitas dietas sugerem evitar carboidratos para quem deseja perder peso. Essa é uma boa ideia?

De acordo com o site da Agência de Padrões Alimentares (Food Standards Agency) da Grã-Bretanha (endereço na internet eat well.gov.uk), os alimentos à base de farinhas e amidos só engordam quando acompanhados por manteigas, margarinas ou cremes. Grama a grama, as farinhas contêm menos da metade das calorias da gordura, ou seja, um grama de farinha é menos calórico que um grama de manteiga. Os alimentos que contêm farinhas deveriam compor, numa dieta ideal, um terço do total de alimentos ingeridos, e a Agência recomenda dar preferência às variedades integrais sempre que possível, para garantir o aporte de outros nutrientes importantes e de fibras. O modismo do "zero carboidrato" é um legado da dieta do Dr. Atkins, uma forma insustentável de se perder peso.

Tenho 19 anos e me sinto muito descontente com meu peso. Não consigo ir até o fim com nenhuma das dietas ou programas de exercícios que já tentei. Parece que, não importa a quantidade que eu como, não consigo emagrecer nada. O que posso fazer?

Não existe segredo para perder peso. É simples: você precisa colocar menos calorias no seu corpo, comendo menos ou mudando o tipo de alimentação, e queimar mais calorias fazendo exercícios físicos. Coloque isso em prática e você vai ver os resultados. Esqueça todas essas ridículas dietas da moda. Alimente-se de forma equilibrada e saudável, dando preferência a alimentos pobres em gordura e incluindo muitas frutas e verduras. Você precisa começar a fazer essas mudanças de vida agora que é jovem. Assim, esses novos hábitos se tornarão conquistas para o resto da vida. Procure uma academia de ginástica e peça um programa especial para você. Procure um endocrinologista ou um nutrólogo para maiores orientações sobre a dieta ideal para o seu caso. O médico também vai verificar se não existem outros problemas associados, que poderiam fazer com que você engorde tão facilmente. Comece agora, e logo perceberá as mudanças e se sentirá muito melhor com você mesma.

Você sabia? As mulheres têm mais probabilidade de serem obesas que os homens, em qualquer faixa etária. E bebês nascidos de mães obesas possuem maior risco de asma.

Pode falar um pouco sobre creatina? É um bom complemento para acompanhar os treinos? Quais são os efeitos colaterais?

O uso da creatina em treinos esportivos é ainda bastante controverso. Diferentemente dos esteroides anabolizantes, que já são bastante conhecidos e têm efeitos colaterais de curto e de longo prazo, a creatina ainda é uma substância legal em treinamentos para competição, e seus efeitos colaterais são considerados bem menos sérios. Algumas celebridades do mundo dos esportes vêm encorajando o uso da creatina, a quem se creditam benefícios no aumento de massa muscular, além de incremento no desempenho físico em até 10%. Apregoa-se que o uso da creatina permite uma recuperação mais rápida do tecido muscular depois do exercício. A creatina é, basicamente, o material construtor do tecido muscular e, por esse motivo, é facilmente absorvida pelo organismo. Parece, além disso, que a creatina favorece mais eficazmente os músculos quando ingerida na forma sintética. Mas tem um lado negativo: existem, certamente, efeitos colaterais que algumas pessoas já relataram, tais como cãibras. O músculo que cresce muito rápido pode ficar sem reserva de energia, tornando as cãibras mais frequentes. Uma vez que afetam mais o músculo esquelético do que a musculatura do sistema digestivo, essas cãibras são mais frequentes nas pernas e nos braços.

É verdade que os refrigerantes à base de cola prejudicam os ossos?

Pesquisas confirmaram que a ingestão regular de refrigerantes à base de cola — inclusive nas variedades *diet* — é prejudicial para os ossos das mulheres e pode aumentar os riscos de osteoporose na maturidade. Isso é bastante provável, pois os altos índices de ácido fosfórico presentes na cola interferem na formação dos ossos. Como parte do processo normal de envelhecimento, nossos ossos perdem cálcio mais rapidamente do que conseguem repor, o que leva à redução da densidade óssea. Como resultado, os ossos vão perdendo gradativamente sua força e se tornando mais quebradiços. A National Osteoporosis Society recomenda reduzir os refrigerantes para manter os ossos fortes, não apenas porque o ácido fosfórico tem o potencial de enfraquecer os ossos, mas também porque muita cafeína compromete o equilíbrio dos níveis de cálcio no organismo.

Você sabia? A obesidade e o excesso de peso aumentam os riscos para algumas doenças crônicas, inclusive diabetes tipo 2, doenças cardiovasculares, hipertensão e infarto, além de certas formas de câncer.

É verdade que os homens emagrecem mais rápido que as mulheres?

Um estudo realizado ao longo de 16 meses para acompanhar os efeitos dos exercícios físicos na perda de peso envolveu grupos de homens e mulheres que recebiam a mesma carga de exercícios a cada semana. Os resultados mostraram que, em média, os homens perderam 5 kg enquanto as mulheres não perderam nada. Bastante injusto, não? E por que isso acontece? Uma teoria diz que deve ser efeito da evolução da espécie, com o objetivo de proteger a função da mulher de gestar e criar a prole, garantindo que elas mantivessem índices de gordura suficientes para gerar e nutrir bebês saudáveis. Por isso, o organismo das mulheres é mais eficiente em termos de energia e perde menos peso. Lamento, companheiras.

Beber bastante água pode me ajudar a emagrecer?

Pode ser que sim — desde que a água esteja bem fria. Beber pelo menos oito copos de água gelada por dia pode ajudar a emagrecer porque a água reduz o apetite ao dar ao estômago a sensação de saciedade. Além disso, também reduz a temperatura do corpo, fazendo o metabolismo acelerar para produzir mais calor. Se uma pessoa não bebe água suficiente, seus rins não vão funcionar adequadamente, de modo que o fígado vai precisar suprir essa deficiência. Isso quer dizer que o fígado não estará tão concentrado no processo de queima de gordura; manter o corpo bem hidratado libera o fígado para metabolizar a gordura, sua principal função.

Um amigo me disse que colocar suco de limão na comida ajuda a dissolver as gorduras. É verdade?

Apesar de ser uma excelente fonte de vitamina C, o limão não dissolve a gordura dos alimentos. Pode, no entanto, dissolver o esmalte dos seus dentes, em virtude da alta acidez do suco. Não existe outra forma de eliminar gordura de sua comida a não ser removendo-a fisicamente, ou tomando alguns medicamentos que bloqueiam sua absorção pelos intestinos.

Apesar de eu nunca tomar café da manhã, continuo tento problemas de excesso de peso, e está piorando! Por quê?

As pessoas que pulam o café da manhã têm mais chances de engordar, de acordo com algumas pesquisas. Um estudo sobre diferenças de estilo de vida e padrões de gordura feito com mais de 35 mil adolescentes demonstrou que os que pulavam o café da manhã tinham 2,2 vezes mais chances de engordarem. De fato, o fator de risco mais importante para obesidade e excesso de peso foi o hábito de pular o desjejum. Já um outro estudo, feito pela Escola de Medicina de Harvard com um grupo de 6 mil homens, descobriu que, entre os que tomavam café da manhã todos os dias, o risco de engordar era quatro vezes menor.

Alimentos com pouca gordura significam refeições menos calóricas, certo?

Eis uma ideia errada e bastante comum: a de que alimentos sem gordura ou com pouca gordura são também pouco calóricos. Na verdade, alguns alimentos processados e magros têm tanta — ou, em alguns casos, até mais — calorias que alimentos com gordura, pelo fato de levarem, em seu processamento, açúcar e outros componentes altamente calóricos que são acrescentados para melhorar o sabor e a textura (sabor e textura podem deteriorar quando a gordura natural é removida do alimento). Assim, se você está tentando emagrecer, lembre-se de verificar o conteúdo calórico mesmo de alimentos pouco gordurosos.

Lembro-me de ter ouvido que, ao comer rabanetes, queimamos mais calorias do que ingerimos. Existem mesmo alimentos que queimam gorduras, ou isso é apenas um mito?

A propaganda de que o rabanete e alguns outros alimentos têm a propriedade de queimar calorias não tem respaldo de pesquisas. Nenhum alimento pode queimar gordura; esse é um mito. Alguns alimentos que contêm cafeína podem, de fato, acelerar o metabolismo por um curto período, mas eles, isoladamente, não causam perda de peso. O que ajuda mesmo a emagrecer é ingerir menos calorias e queimar mais por meio de atividade física.

Você sabia? A obesidade aumenta a chance de desenvolver artrite. Isso porque o peso excessivo causa mais impacto nas cartilagens das articulações.

Procurei uma academia para fazer exercícios para emagrecer e o professor disse que eu deveria fazer musculação. Isso não vai me deixar muito musculosa?

Muitas mulheres não praticam exercícios de levantamento de peso por acreditarem que ficarão muito musculosas. Entretanto, o levantamento de peso, junto aos exercícios de extensão e flexão feitos regularmente, pode ajudar bastante no emagrecimento. Quanto mais definidos e tonificados seus músculos estiverem, mais eficientemente eles queimarão calorias, mesmo quando em repouso. E a prática de exercícios de musculação duas ou três vezes por semana não vai deixar ninguém musculoso. Somente treinos intensivos de força, combinados com um certo padrão genético, vão fazer a musculatura hipertrofiar como nos adeptos do fisiculturismo.

Por que será que eu sempre acabo engordando de novo depois da tradicional dieta de verão?

Eliminar calorias muito rapidamente pode ser desastroso. Você vai perder peso no início, mas aí o seu metabolismo desacelera para se adaptar à ingestão de menos calorias, permitindo que seu organismo funcione com menos combustível. Isso significa que praticamente cada caloria ingerida a partir daí vai ser cuidadosamente estocada pelo corpo como reservatório de gordura. Essa é a razão pela qual pessoas que fazem dietas radicais começam a engordar tudo de novo tão logo voltam a comer normalmente. Quando as calorias são cortadas a um nível muito baixo, a perda maior é de água e não de gordura, e o organismo começa a lançar mão das próprias proteínas dos músculos, deixando o metabolismo ainda mais lento.

Os 10 alimentos mais tóxicos do dia a dia

1) Baiacu

Esse é bem conhecido. É o segundo animal vertebrado mais venenoso do mundo, embora certas partes desse peixe sejam consideradas iguarias. O veneno presente nele, conhecido como tetrodotoxina — ou toxina do baiacu —, pode provocar dormência, pressão alta e paralisia muscular, o que pode causar a morte por paralisia dos músculos do diafragma. Uma curiosidade: é vedado ao Imperador do Japão comer carne de baiacu.

2) Mandioca

Bastante popular na região do Caribe e em países da América do Sul e da África, a mandioca constitui a alimentação básica de milhões de pessoas. Mas o sabor e o aroma desse alimento dependem da quantidade de glicosídeos cianogênicos que ele contém, componentes que são, na verdade, extremamente venenosos. Se for preparada de maneira incorreta, pode ser letal por causa dos altos índices de ácido cianídrico, que provoca uma paralisia irreversível.

A raiz da mandioca é moída até virar farinha, usada para o preparo da tapioca. As toxinas são neutralizadas quando a farinha é deixada a fermentar por cinco horas.

3) Cogumelos

Existem 38 mil tipos de cogumelos, mas relativamente poucos espécimes são de fato tóxicos: na verdade, apenas uns 5%. Um dos tipos mais letais de toxina de cogumelo é a *alfa amanitina*, que provoca graves prejuízos ao fígado. O cogumelo chapéu-de-cobra é o mais venenoso que se conhece.

4) Pimenta

Todo mundo já comeu pimenta uma vez na vida, e, desde as pimentas mais brabas e quentes até as mais suaves, todas contêm um componente ativo chamado *capsaicina*. É esse componente que dá às pimentas chili seu sabor selvagemente picante. Se alguém ingerir grandes quantidades de capsaicina, morre. É uma substância tão forte que é usada pela polícia para o preparo do famoso gás de pimenta. As espécies mais picantes de pimenta podem chegar a queimar a pele durante sua preparação e manuseio.

5) Castanhas de caju

Classificada erroneamente como uma noz, a castanha de caju é, na verdade, uma semente que cresce no interior de uma estrutura em forma de concha na extremidade da fruta. Não se podem comprar castanhas realmente cruas, pois elas contêm *urushiol*, a mesma substância encontrada na hera venenosa (*toxidodendron radicans*). Pode ser letal se ingerida em grandes quantidades. É raro o envenenamento de agricultores que lidam com a castanha, embora, às vezes, eles experimentem os efeitos adversos da toxina na pele. Em alguns países da América do Sul se consome a fruta e a semente é descartada.

6) Batatas

A maioria dos agricultores e jardineiros deve saber, mas nem todo mundo sabe que as batatas são, de fato, tóxicas. O talo e as folhas da planta, e mesmo a própria batata, são tóxicas. Aquela coloração esverdeada que aparece em algumas batatas cruas pode ser causada pela presença dos compostos *glicoalcaloides* chaconina e solanina, substâncias tóxicas presentes em todas as partes da planta de batata e que foram responsáveis por muitas mortes no passado. E essa morte também não acontece de repente. Geralmente, é resultado de um enfraquecimento generalizado, seguido por coma. Evite todos os talos verdes e cozinhe muito bem as batatas.

7) Amêndoas

Como as castanhas, as amêndoas são, na verdade, sementes, e também são extremamente venenosas se não passarem por algum processo de cocção ou calor. São em geral as amargas que precisam ser processadas e preparadas para eliminar o veneno, já que são repletas de cianeto. Em muitos países não podem ser comercializadas antes de terem passado por um processo de eliminação do veneno.

8) Cerejas

Eis a grande surpresa da lista. As cerejas podem ser consumidas cruas, cozidas, assadas e como ingrediente de tortas e sobremesas. Mas, apesar de seu apelo e versatilidade, as cerejas são tóxicas. Mastigue o caroço e você provavelmente vai introduzir cianeto no seu corpo, pois caroços estragados automaticamente produzem ácido cianídrico. Os sintomas de uma intoxicação leve incluem dor de cabeça, tontura, confusão, ansiedade e vômitos, e grandes doses podem levar à dificuldade respiratória, aumento da pressão arterial e dos batimentos cardíacos, e falência dos rins. Essas reações podem evoluir para coma, convulsões e morte por parada respiratória.

9) Maçãs

Popular em toda parte, a maçã, como várias outras frutas, contém baixos níveis de cianeto; não na polpa, mas nas sementes. Comer os caroços de uma maçã não mata ninguém, mas definitivamente não é algo que se recomende.

10) Tomates

É verdade, tomates são realmente venenosos. Os talos, bem como as folhas, contêm uma substância química denominada solanina, um composto *glicoalcaloide*, conhecida por provocar distúrbios estomacais e nervosos. Os níveis mais altos são encontrados em tomates silvestres, mas mesmo os cultivados para uso doméstico podem conter solanina. É uma substância química tão poderosa que vem sendo utilizada no combate a várias pestes e pragas.

Qual é a melhor e mais eficaz dieta da moda ou de celebridades?

Não existe. Dietas como a da sopa de repolho de sete dias, a de pouco carboidrato e tantas outras que prometem milagres na diminuição de barrigas não são recomendáveis para emagrecer. Em geral, as dietas da moda supervalorizam um tipo particular de alimento, contradizendo todos os parâmetros de uma boa e saudável nutrição. Podem funcionar no início, porque eliminam calorias, mas raramente têm um efeito permanente.

Não acho que eu tenha responsabilidade por ser gordo. Tem tudo a ver com o padrão genético, não?

Estudos recentes demonstraram que os genes podem, de fato, influenciar a obesidade. Pessoas que herdaram uma determinada versão de um gene chamado FTO têm 70% mais chances de serem obesas que outras pessoas com uma versão diferente desse mesmo gene. E existem umas sete variantes genéticas que podem influenciar nossa gordura corporal. No entanto, das sete variantes já identificadas, cinco são ativas no cérebro. A implicação disso é que esses tipos de genes afetam a obesidade não alterando o metabolismo das pessoas, mas seu comportamento. Por exemplo, você pode possuir um gene que aumenta o apetite. Nesse caso, não podemos culpar apenas o DNA pela circunferência da cintura. Não há nada em nossa constituição biológica que impeça que percamos peso se consumirmos menos calorias e fizermos exercícios físicos. Sem dúvida, essa tarefa deve ser mais árdua para pessoas com determinado perfil genético, mas não existe nenhum gene que nos faça querer repetir a sobremesa.

Você sabia? A obesidade em crianças e adolescentes está também associada a um risco maior de problemas emocionais. Adolescentes com problemas de peso tendem a ter baixa autoestima e a serem menos populares entre seus pares.

Tenho visto no mercado e nas academias produtos de estimulação passiva que usam pequenas descargas elétricas para tonificar os músculos. Esses produtos são aconselháveis para o uso, e funcionam de fato?

Os aparelhos de eletroestimulação fazem os músculos contrairem em resposta a uma descarga elétrica. Eles são bastante seguros e funcionam exatamente da mesma maneira que a Estimulação Elétrica Nervosa Transcutânea (TENS), que alivia as dores do pós-parto. A corrente elétrica usada é muito pequena, e não há notícias de que essas pequenas descargas tenham produzido quaisquer efeitos prejudiciais, até o momento. Mas, na realidade, não existe substituto para um bom exercício físico, já que a estimulação muscular obtida pela atividade aeróbica é muitas vezes maior e muito mais eficaz para perda de gordura e eliminação de calorias do que a estimulação passiva. Além disso, esses aparelhos de eletroestimulação não fazem nada para aumentar a frequência cardíaca ou respiratória, não tendo, portanto, nenhum efeito no condicionamento cardiovascular, que é o efeito mais benéfico e importante da atividade física.

Qual é a melhor maneira de se desintoxicar?

Esta palavra — desintoxicação — me persegue! Ela vem associada a uma indústria multimilionária que tem propagado e difundido muita pseudociência por meio de pacotes, programas e revistas. Desintoxicação tornou-se um termo corrente, embora totalmente destituído de qualquer significado ou valor científico. Trata-se de um enorme e bem-sucedido truque de marketing que conseguiu persuadir até homens e mulheres esclarecidos e inteligentes a investirem rios de dinheiro em lavagens intestinais de desintoxicação e em rituais de limpeza que são tão eficazes quanto uma boa xícara de chocolate quente.

Não existe essa coisa de desintoxicar. Seu corpo é equipado com um conjunto de órgãos, como o fígado e o rim, incrivelmente eficientes na função de remover as substâncias mais nocivas. Se os organismos humanos armazenassem tantas toxinas quanto os fabricantes e comerciantes de produtos desintoxicantes querem fazer acreditar, você já teria morrido há bastante tempo.

Exercícios adequados e uma boa hidratação são tudo o que se precisa para fazer o corpo voltar ao funcionamento normal depois de um período de extravagâncias. Qualquer outra coisa (lavagens inclusive) é perda de tempo e de dinheiro.

O que são exatamente produtos probióticos e essas "boas bactérias" que estão sempre nos comerciais? Esses produtos fazem bem realmente, ou é apenas jogada de marketing?

O funcionamento eficiente e adequado do seu aparelho digestório depende da presença, nos intestinos, de certos tipos de bactéria que ajudam a metabolizar os alimentos. Uma vez que álcool, estresse, poluentes e alimentos processados podem reduzir o nível dessas "boas bactérias", a teoria diz que devemos ingerir probióticos para substituí-las.

Os probióticos mais comuns são os das espécies *Bifidobacterium* (também conhecidos como Bífidos) e *Lactobacilus*, e são encontrados em elevadas quantidades nos produtos lácteos fermentados, nos queijos, iogurtes e na manteiga. Muita pesquisa tem sido feita sobre esses agentes, e a principal agência norte-americana de fomento à pesquisa científica sobre medicina alternativa e complementar, bem como a Sociedade Americana de Microbiologia, chegaram à conclusão de que essas bactérias podem ser úteis no tratamento das diarreias, infecções do trato urinário, infecções ginecológicas, síndrome do cólon irritável e algumas infecções intestinais.

Uma análise publicada no periódico da Associação Médica Canadense, a partir de 6 estudos que envolveram 830 crianças submetidas a tratamento com antibióticos, demonstrou que as que tomaram probióticos tinham bem menos diarreia que as que tomaram apenas antibiótico.

O problema está na qualidade dos diversos produtos probióticos disponíveis. As pesquisas sugerem que metade dos produtos disponíveis no mercado não contêm a bactéria certa ou não contêm em quantidade suficiente para ter algum efeito.

Havia um tratamento antigo para pacientes com diarreia crônica depois de terem sido tratados com antibióticos fortes ou após internação hospitalar — o enema de fezes. Apesar de parecer nojento, a ideia por trás desse procedimento é, na verdade, brilhante. Esses pacientes tiveram toda a flora bacteriana intestinal eliminada pelos antibióticos, o que deixou a porta aberta para repetidas diarreias. Se as fezes de outra pessoa que goze de boa saúde forem diluídas em uma solução e introduzidas no intestino desses pacientes, as "boas bactérias" presentes nas fezes vão recolonizar o intestino desprotegido, combatendo e matando as bactérias ruins. Incrivelmente simples e eficaz — embora os pacientes nem sempre encarem dessa maneira.

Você sabia? Nosso maior órgão interno é o intestino delgado. Apesar do nome,* o tamanho do intestino delgado equivale a quatro vezes a altura de um adulto médio. Se ele não fosse enrolado e dobrado sobre si mesmo, não caberia na cavidade abdominal.

*Em inglês, o termo para intestino delgado é "small intestine", daí a observação, que perde um pouco o sentido com a tradução. (*N. do T.*)

Eu desenvolvi intolerância à lactose. A única solução é evitar o leite? Deveria tentar alguma dessensibilização ou algo parecido? Quando tomo apenas pequenas quantidades de leite, nada ruim acontece.

Se você tem intolerância à lactose, a única coisa a fazer, no momento, é evitar leite e outros produtos que contenham lactose. Não é possível dessensibilizar seu organismo à lactose. Contudo, se você seguir um regime sem lactose por pelo menos um ano e não tiver problemas, talvez valha a pena ir introduzindo aos poucos produtos com lactose, pois essa intolerância pode, às vezes, desaparecer.

Por enquanto, minha recomendação é evitar leite e laticínios.

Sou adolescente e quero começar a malhar e a levantar pesos para ficar um pouco mais forte e poder jogar rugby, mas todo mundo fica dizendo que isso pode atrapalhar meu crescimento. É verdade?

Todo mundo costumava dizer isso quando eu estava no colégio. Mas acho que era uma boa desculpa para não ter que malhar e poder faltar as aulas de educação física. Não é verdade. A ideia de que o levantamento de peso vai interromper o crescimento e provocar nanismo é um mito. Existem provas vivas disso: Arnold Schwarzenegger começou a fazer exercícios de levantamento de peso muito jovem, e ele tem hoje 1,85 m de altura; Lou Ferrigno, ator que já interpretou *O Incrível Hulk*, começou a treinar com 14 anos e hoje mede 1,96m. A prática de levantamento de peso não vai fazer ninguém crescer menos, ou interromper o crescimento. Não existe evidência científica que dê suporte a essa ideia e, na verdade, livros como *The Russian School of Height* sugerem que o treinamento com pesos pode, ao contrário, estimular o crescimento. Os últimos estudos com adolescentes em treinamento com pesos só têm mostrado resultados positivos — desde que esse treinamento seja feito da maneira correta. Um fato interessante é que a corrida e o salto podem criar no corpo uma potência de explosão que supera de seis a oito vezes o peso corporal. Isso quer dizer que as forças de compressão e impulsão das pernas e da coluna de quem faz corrida ou salto são muito superiores às de quem pratica exercícios de agachamento ou supino.

Se a ideia por trás do exercício aeróbico é fazer o coração bater num ritmo acelerado por um longo período, por que não temos os mesmos efeitos benéficos ao beber grandes quantidades de café? Por que é bom quando a ginástica aeróbica faz o coração bater mais rápido, mas é ruim quando a cafeína provoca a mesma coisa?

Você está querendo bancar o espertinho, não? O problema é que está focando as partes, e não o todo. O fundamento do exercício aeróbico não é apenas fazer o coração bater mais rápido, mas fazer com que todo o complexo que envolve coração, pulmões, músculos, vasos sanguíneos e sangue operem em eficiência máxima. Apesar de a frequência cardíaca ser medida durante as provas de esforço, ela não é uma boa medida da quantidade de trabalho e esforço. Essa medida é dada muito mais pelo consumo de oxigênio.

Simplesmente fazer o coração disparar por conta da cafeína não vai, nem de longe, produzir o mesmo efeito, e pode, inclusive, aumentar a pressão sanguínea e provocar arritmias e outras coisas indesejáveis.

Você poderia igualmente perguntar: uma pessoa gorda que emagrece tem melhor condicionamento físico em comparação a uma pessoa que sempre foi magra, pelo fato de ter passado anos da sua vida involuntariamente fazendo levantamento de peso ao carregar o próprio peso por aí? Essa afirmação é falaciosa porque, à medida que a obesidade aumenta, a atividade diminui. O obeso pode carregar muito mais peso que a média das pessoas, mas, em compensação, ele se movimenta bem menos que a média.

Então, acho que você deve procurar o caminho da academia de ginástica, e não o do *coffee shop*.

Você sabia? A pele representa entre 12% e 16% do peso total de uma pessoa.

É verdade que o espinafre é rico em ferro, como minha mãe e o Popeye dizem?

Todo mundo acredita que o espinafre é uma excelente fonte de ferro quase que exclusivamente por causa do Popeye. Entretanto, esse é um mito que surgiu de um erro de digitação: a vírgula decimal foi colocada no lugar errado. Isso acabou dando ao espinafre a fama de possuir dez vezes mais ferro que qualquer outro vegetal folhoso. Mas ele não possui, e o criador do personagem dos quadrinhos leu em algum lugar essa informação errada e a passou adiante, fazendo com que ela povoasse o imaginário do público nos últimos 60 anos.

Na verdade, o espinafre tem uma importante desvantagem: mesmo contendo níveis elevados de ferro e de cálcio, a taxa de absorção pelo organismo é quase zero, porque o espinafre também contem ácido oxálico, que bloqueia a absorção desses nutrientes. Assim, embora o espinafre seja rico em vitamina A, vitamina E, betacaroteno e vários antioxidantes, acaba sendo, no final, uma pobre fonte de ferro.

Nunca é uma boa ideia contar exclusivamente com uma única fonte de qualquer nutriente particular. É melhor, ao contrário, comer uma grande variedade de alimentos.

Eu gosto muito de uma sauna, seca ou a vapor, depois de malhar. Mas fico pensando: será que realmente ajuda? Quais são exatamente os benefícios da sauna — ou estou, na verdade, prejudicando meu corpo?

A verdade é que ainda não temos a resposta. Com a insuficiência de pesquisas sobre esse assunto, chegamos a resultados confusos e não conclusivos. Um estudo feito nos Estados Unidos registrou alguns poucos casos de morte súbita ocorridas durante ou depois de uma sauna, mas uma pesquisa finlandesa aponta que quase todos os casos de morte por hipertermia (221 em 228) ocorridos na Finlândia entre 1970 e 1986 aconteceram em saunas. Deve-se mencionar, ainda, que a maioria desses óbitos se deu em indivíduos do sexo masculino, de meia-idade, e sob efeito do álcool.

As saunas podem ajudar pessoas que sofrem de problemas cardíacos crônicos, asma ou bronquite; elas diminuem a dor e aumentam a mobilidade de pessoas com artrite e aumentam a resistência para o frio. Também contribuem para diminuir a congestão nos pulmões e parecem diminuir a pressão sanguínea em pessoas hipertensas. Mas são extremamente contraindicadas em casos de gravidez de risco, assim como em várias outras condições cardíacas, além da insuficiência cardíaca crônica.

O que eu posso dizer é que se você está com boa saúde, uma sauna seca ou a vapor não vai te matar e, possivelmente, vai te ajudar a pegar menos resfriados.

Você sabia? Utilizamos 200 músculos apenas para dar um passo. É muito trabalho para nossos músculos, considerando que damos cerca de dez mil passos por dia.

Os adoçantes artificiais são seguros, ou podem mesmo provocar câncer?

O principal adoçante que figura nesse acalorado debate é o aspartame. Numerosos estudos recomendam mais investigação sobre possíveis conexões entre o aspartame e doenças como tumores cerebrais ou linfoma. Existe também bastante controvérsia acerca de supostos conflitos de interesses na homologação dos resultados, e isso colocou ainda mais lenha na fogueira.

O aspartame é um adoçante artificial (criado em laboratório) que se transforma em ácido aspártico no organismo. Pelo fato de esse aditivo ser metabolizado e absorvido muito rapidamente, ele pode provocar uma grande e perigosa elevação do nível de ácido aspártico no sangue.

O ácido aspártico, por sua vez, é formador de um neurotransmissor chamado *aspartato* que, em dosagens excessivas, mata, excitando até a morte alguns neurônios ao provocar um exagerado afluxo de cálcio nessas células (daí o termo "excitotoxina" associado ao ácido aspártico). Normalmente, o ácido aspártico não consegue furar o bloqueio das barreiras sanguíneas localizadas em várias partes do cérebro, mas altas concentrações de excitotoxinas, segundo centenas de estudos realizados com animais, provocaram danos em partes do cérebro não protegidas por essas barreiras naturais.

Alguns cientistas acreditam que o aspartame pode afetar a produção desses neurotransmissores e o uso prolongado do adoçante — mesmo nas dosagens típicas, que provocam aumento apenas moderado nos níveis de aspartame no plasma sanguíneo — pode sim, trazer efeitos adversos.

Um professor de psiquiatria clínica pesquisou 166 estudos sobre o aspartame em publicações internacionais indexadas e descobriu que 74 desses estudos eram financiados pela indústria Nutrasweet, ao passo que 92 eram independentes. Todas as pesquisas que receberam recursos dessa indústria concluíram que o aspartame é seguro, ao passo que 92% dos estudos realizados com recursos independentes identificaram problemas no uso do aspartame.

Já foi relatado que as reclamações e queixas que envolvem o aspartame correspondem a 75% de todos os relatos de reações adversas a substâncias presentes em suplementos alimentares, e um total de 92 diferentes sintomas e afecções foi reportado.

Em 1992, a Força Aérea Americana fez um alerta a seus pilotos com relação a ingerirem bebidas diet contendo aspartame antes de saírem em missão.

Isso dá o que pensar.

É verdade que queijo provoca pesadelos?

Praticamente todo pai ou mãe sente remorsos por ter dito aos filhos que não comessem queijo antes de ir para a cama porque poderiam ter pesadelos. Mas essa crença não tem fundamento em nenhum estudo científico. Na verdade, alguns pesquisadores concluíram que o queijo pode ajudar a pegar no sono. Um grupo de cerca de 200 voluntários recebeu uma fatia de 20 g de queijo para comer todas as noites antes de ir dormir; 72% dormiram muito bem, 70% se lembravam dos sonhos, e nenhum deles teve pesadelo.

Embora não provoque pesadelos, o tipo de queijo que você come pode, sim, afetar o conteúdo e o tipo de sonho que tem: queijo *stilton** provoca os sonhos mais loucos; comedores de *cheddar*** costumam sonhar com celebridades; e uma fatia de *red leicester**** pode disparar sonhos nostálgicos sobre velhos amigos e situações passadas. O queijo tipo *cheshire***** foi o que induziu a melhor noite de sono dentre todos, com mais da metade dos voluntários da pesquisa reportando sonos tranquilos e sem sonhos.

Não estou muito certo onde esse mito relacionando queijo a pesadelos teve origem. Um personagem de Charles Dickens, o avaro Ebenezer Scrooge, culpava umas migalhas de queijo por ter alucinações enquanto dormia, em *Um conto de Natal*. E havia um medo generalizado, em meados da década de 1950, de que o queijo poderia ser altamente problemático para pessoas que faziam uso de certo antidepressivo. Mas isso é tudo que eu posso dizer sobre o assunto.

---

* Queijo originário da Inglaterra, especialmente dos condados de Derbyshire, Leicestershire e Nottinghamshire, tem uma coloração azulada (daí o termo *blue cheese*) por conta do fungo *Penicillium glaucum*, que é adicionado ao leite no seu preparo. (*N. do T.*)

** O cheddar é um queijo de cor amarelo pálido, com sabor pronunciado, originário da vila inglesa de mesmo nome. (*N. do T.*)

*** Queijo tipicamente inglês, tem cor laranja e é feito de leite de vaca (lembra um pouco o cheddar). Possui textura quebradiça, sabor agradável e deixa um gosto peculiar na boca. Derrete muito bem, é ótimo para ser comido puro ou acompanhando frutas. (*N. do T.*)

**** Um dos queijos ingleses mais antigos, foi criado no século XII no município de Cheshire. É também bastante parecido com o cheddar, sendo, porém, mais duro e esfarelado, e um pouco mais salgado (*N. do T.*)

O que realmente acontece quando você sente uma "pontada" do lado durante um exercício?

A dor que você sente quando tem aquela "pontada" é provavelmente originada nos músculos ou ligamentos localizados na região abdominal. Algumas pessoas acreditam que é provocada por um espasmo muscular do diafragma, mas poderia ser também causada pela tensão nos ligamentos na área do diafragma/fígado. Alguém que claramente pensou um bocado sobre isso chegou à conclusão de que os corredores e atletas que respiram quando o pé direito toca o chão colocam mais pressão no lado direito do corpo, onde o diafragma está localizado, e, portanto, terão mais probabilidade de sentir as fisgadas.

Inspirar profundamente e expirar todo o ar enquanto pratica corrida, e, ao mesmo tempo, prestar atenção a qual dos pés toca o chão no momento da inspiração pode ajudar a reduzir as pontadas.

> **Você sabia?** O dente é a única parte do corpo humano que não pode se autorregenerar. A camada externa do dente — o esmalte — não é um tecido vivo, por isso não se autorregenera.

Quando criança, eu sempre deixava as cascas do pão, mas meus pais me diziam que essa é a parte mais saudável, e que eu deveria comê-las. Mas não é tudo pão, casca e miolo?

Milhares de crianças costumam rejeitar a casquinha do pão, mas parece haver uma migalha (perdão pelo trocadilho!) de verdade no que os seus pais diziam. Um estudo publicado na revista da Sociedade Americana de Química, o *Journal of Agricultural and Food Chemistry*, demonstrou que as cascas do pão não apenas contêm uma poderosa concentração de antioxidantes, que podem ajudar a reduzir o risco de alguns tipos de câncer, como são também ricas em fibras, que podem prevenir o câncer intestinal.

Quando o pão é assado, o calor faz com que as moléculas de carbono presentes nos carboidratos da massa se combinem aos aminoácidos das proteínas, resultando na cor amarronzada da superfície do pão. Esse processo é conhecido como reação de Maillard, em homenagem a Louis-Camille Maillard, que o descobriu nos primórdios do século XX. Os pesquisadores agora sabem que a reação de Maillard é responsável pela produção dos vários antioxidantes presentes nas crostas dos pães.

Um experimento semelhante feito na Alemanha testou a massa fermentada do pão nosso de cada dia. Ao analisar a crosta do pão, as migalhas do interior e a farinha crua, os pesquisadores descobriram que a quantidade de *pronil-L-lisina*, um importante antioxidante, era oito vezes superior na crosta, comparado a outras partes da bisnaga. O interessante é que a *pronil-L-lisina* não estava presente na farinha crua. Portanto, comer a casca do pão traz benefícios à saúde, e, se você tem filhos, deve incentivá-los a fazer o mesmo.

Meu índice de colesterol é alto. Minha alimentação é, em geral, boa, mas gostaria de saber o que você pensa sobre Benecol (redutor de colesterol). Funciona mesmo?

Muitas pesquisas têm sido feitas sobre esses aditivos redutores de colesterol, e alguns de fato funcionam. São, muitas vezes, substâncias naturais que reduzem a absorção do colesterol, diminuindo assim os níveis dessa substância no sangue.

Uma quantidade média diária de 2g desses produtos adicionados à margarina podem reduzir o nível de colesterol LDL a algo entre 0,3 e 0,5 mmol/l, reduzindo, portanto, o risco de doença coronariana em até 25%.

Mas lembre-se de que o que importa não é o nível do colesterol isoladamente. É o tipo do colesterol (LDL = mau, HDL = bom) e a presença de outros fatores de risco para doenças cardiovasculares que determinam a significância de qualquer índice de colesterol. Mesmo em pessoas com um estilo de vida saudável, o perfil de colesterol é tão pouco amigável que eleva o risco para essas doenças além do nível aceitável. Algumas vezes é necessário fazer tratamento com medicamentos específicos para baixar o colesterol.

Por que comer chocolate me faz sentir tão feliz? Se não fosse assim, eu não estaria tão gordo!

O chocolate é um ativador de humor natural porque contém uma substância chamada feniletilamina, que pertence ao grupo das endorfinas. Ele produz um efeito estimulante sobre o cérebro, causando uma sensação de felicidade e bem-estar, assim como aumento de energia positiva. A feniletilamina é também encontrada nos queijos e em certos tipos de salsichas, mas, infelizmente, nenhum desses dois alimentos parece ser um substituto adequado para o chocolate.

Medicamentos & drogas

Estou bem acima do peso ideal, e não tenho tido muita sorte com dietas. Que medicamentos estão disponíveis para me ajudar?

Felizmente, dieta não tem a ver com sorte e sim com uma escolha criteriosa e persistente de um plano nutricional adequado. Existe atualmente uma droga disponível para perda de peso, mas só pode ser prescrita se alguns critérios forem estritamente satisfeitos. Chama-se Xenical® (orlistate), e opera bloqueando a absorção de aproximadamente 30% da gordura que você come, fazendo com que ela passe direto pelo aparelho digestório e não seja absorvida. Essa droga pode acelerar a perda de peso quando usada em conjunto com um programa de alimentação saudável e exercícios físicos. O tratamento com Xenical® traz, sim, alguns efeitos colaterais bem desagradáveis se não for acompanhado por uma dieta balanceada — basta continuar comendo alimentos ricos em gordura junto ao medicamento para ter acessos de distensão abdominal, gases, flatulência e, eventualmente, incontinência fecal, com fezes muito longas e oleosas.

Você sabia? Existem mais de quatro mil substâncias químicas nocivas no cigarro, no charuto e no fumo de cachimbo. Muitas dessas substâncias são, inclusive, cancerígenas.

Você pode me dizer algo sobre o medicamento que se toma para parar de fumar?

Deixar de fumar pode ser muito difícil, mas vale muito a pena o esforço, pois fumar é a maior causa, evitável, de doença e morte prematura. Os fumantes têm em dobro o risco de contrair doenças cardíacas em comparação aos não fumantes. A bupropiona (Zyband®) foi desenvolvida como um antidepressivo, mas pode ajudar os fumantes. Você começa tomar um comprimido por dia, uma semana antes de parar de fumar, e precisa continuar durante dois meses. Os adesivos de nicotina ou chicletes podem ser utilizados ao mesmo tempo. O principal efeito colateral dessa droga é a perturbação do sono e o ressecamento da boca. No Brasil, você pode obtê-lo no tratamento oferecido pelo SUS*. Há outro medicamento chamado vareniclina (Champix®), que também age no cérebro para ajudar você a ser um ex-fumante. Ele deve ser iniciado uma a duas semanas antes de parar definitivamente de fumar, e deve ser tomado duas vezes ao dia.

Por que não se deve consumir bebidas alcoólicas com antibióticos?

Essa é, na verdade, uma concepção errônea. Beber álcool quando se está em tratamento com antibióticos não vai comprometer de forma alguma a sua eficácia. Existem apenas dois tipos de antibióticos que podem reagir com o álcool, resultando em efeitos colaterais muito ruins: o *Metronidazol* (Flagyl®) e o *Tinidazol*. Beber quando em tratamento com alguma dessas duas drogas pode provocar refluxo, dores de cabeça e vômito. Uma taça ou duas de vinho quando se está tomando penicilina não vai causar nenhum problema.

Você poderia, por favor, dizer alguma coisa sobre Viagra®, e outras pílulas como Kamagra®? São seguros? O Viagra fitoterápico funciona da mesma forma?

Viagra® (sildenafil) é uma espécie de droga *cult* agora, mas gerou muita controvérsia quando surgiu. É uma droga indicada para tratamento de disfunção erétil e pode também ajudar nos casos de ejaculação precoce. Você só toma no momento da relação sexual.

---

* Para maiores informações: Disque Pare de Fumar 0800 703 7033. (*N. do E.*)

Funciona aumentando o afluxo sanguíneo para o pênis. Normalmente a ereção é alcançada quando o homem é sexualmente estimulado e as artérias do pênis relaxam e alargam. À medida que essas artérias se expandem, as veias que retiram o sangue para fora do pênis são comprimidas, restringindo o fluxo para fora do membro e provocando a ereção. Se os nervos e vasos sanguíneos que facilitam esse processo não estiverem funcionando de maneira adequada, ocorre a disfunção erétil. Os efeitos do Viagra® podem ser notados em pouco tempo e podem permanecer por até quatro horas. Contrariamente ao que se propaga por aí, você só terá uma ereção se estiver excitado — não vai ficar tendo ereções o tempo todo.

O Kamagra® é o genérico do Viagra® e é basicamente a mesma coisa: contém exatamente o mesmo princípio ativo, mas imagino que a qualidade e a quantidade da substância ativa no Kamagra® não seja a mesma. Se pudesse escolher, eu optaria pelo Viagra® original, comprado com receita médica (o Kamagra® pode ser vendido sem receita).

O Viagra® fitoterápico não é algo que eu possa recomendar. Tratamentos de disfunção erétil devem ser sempre acompanhados por um médico, pois problemas de ereção podem ser sinais de problemas mais graves, como cardiopatia ou diabetes.

Estou com 45 anos e tenho pressão muito alta, que trato com betabloqueadores. Meu problema é que agora estou impotente. É o remédio da pressão que está provocando isso?

Disfunção erétil, ou impotência, é um dos efeitos colaterais mais conhecidos dos betabloqueadores, portanto, o melhor a fazer é perguntar ao seu médico se não seria o caso de experimentar outro medicamento para controlar a pressão, e ver o que acontece lá embaixo. Com exceção dos diuréticos tiazídicos, as dificuldades sexuais são menos prováveis com outras formas de tratamento de pressão. Alguns médicos (e pacientes também) vão considerar a disfunção erétil um efeito colateral inaceitável e estarão muito inclinados a buscar outras opções de tratamento. Algumas alternativas possíveis para o seu caso poderia ser os bloqueadores dos canais de cálcio, inibidores da ECA (enzima conversora da angiotensina), antagonistas de receptores de angiotensina tipo 2 e alfabloqueadores.

Você sabia? Estima-se que 1,3 bilhão de pessoas em todo o mundo sejam fumantes. Projeções apontam o fumo como causador da morte de 6,5 milhões em 2015, e 8,3 milhões de pessoas em 2030, com maior incidência nos países com menor renda per capita. O uso do tabaco ceifará 1 bilhão de vidas no século XXI se os padrões atuais de consumo de cigarros permanecerem.

Charutos fazem menos mal à saúde que os cigarros ou são tão prejudiciais quanto?

Muitas pessoas param de fumar cigarros para, em substituição, começar a fumar charutos. Ou então argumentam que, como não se traga o charuto, seu tabaco não oferece riscos à saúde. No entanto, isso não poderia estar mais longe da verdade. As concentrações de alcatrão e nicotina são muito mais altas nos charutos que nos cigarros. A fumaça do charuto também é mais propensa a causar tosse persistente, dificuldades respiratórias e aumenta o risco de úlceras pépticas.

É bom lembrar que a fumaça do charuto pode expor 20 vezes mais ao tabagismo passivo que o cigarro; trata-se de quantidade muito maior do que uma família de fumantes poderia suportar. A questão de fundo é que mortes por câncer são 30% mais frequentes entre fumantes de charuto do que entre não fumantes. Com esse tipo de estatística, torna-se realmente irrelevante saber se charuto ou cigarro é melhor: os dois são mortais. Fim de papo.

Comer sementes de papoula pode fazer com que alguém seja pego em um teste antidrogas?

Eis um assunto que costuma ser bastante debatido em festas e coquetéis, e tem a ver com o fato de que as pessoas sentem medo de terem que se submeter ao bafômetro. Podemos ser contra esses exames, mas todos queremos que quem dirige automóveis esteja limpo e sóbrio, não é verdade? Testes antidrogas ou *antidoping* costumam utilizar urina e funcionam por meio de reagentes que fazem aparecer as substâncias que se está querendo detectar. Por exemplo, no caso de um teste para substâncias opiáceas (heroína, por exemplo), o que se busca são traços de codeína e morfina na urina, duas substâncias geradas pela metabolização da heroína. Sementes de papoula, na verdade, contêm codeína e morfina, em concentrações bem baixas. Mas alguns estudos apontaram que uma pessoa pode ter um teste positivo até 72 horas depois de ter comido uma baguete com sementes de papoula. Muitos desses testes são extremamente sensíveis e podem detectar até 300 nanogramas (um bilionésimo de grama) de codeína, de modo que, sim, comer algo com sementes de papoula pode fazer você ser reprovado em um teste antidrogas.

Costuma-se dizer que os umectantes labiais contêm, em sua fórmula, ingredientes que tornam os lábios ainda mais ressecados, para que você seja obrigado a estar sempre usando e comprando mais, porém eu custo a acreditar que os fabricantes possam ter ido tão longe. É verdade?

Incrivelmente, sim, isso é parcialmente verdadeiro. Os ingredientes dos bálsamos labiais geralmente incluem substâncias que provocam uma espécie de formigamento, como ácido salicílico, fenol, ou mentol. Esses ingredientes são introduzidos para dar ao consumidor uma sensação de que algo acontece quando aplica o bálsamo. Alguns chegam a ter exfoliantes que provocam uma pequena escamação nos lábios, o que torna a pele na região mais fina e mais vulnerável aos elementos da natureza e obriga as pessoas a estarem sempre aplicando bálsamos. Existem muitos relatos de pessoas que ficaram com os lábios rachados depois de terem diligentemente aplicado umectantes labiais com aditivos medicamentosos várias vezes ao dia.

Cânfora e mentol são conhecidos calmantes e provocam ressecamento da pele dos lábios — um passo necessário para cicatrizar as rachaduras de frio. São, porém, muito radicais para tratar ressecamentos superficiais. O propósito do fenol é matar as bactérias e ajudar a prevenir infecções, e só deve ser usado em casos graves, não sendo indicados para uso diário. Os consumidores, por sua vez, acabam se vendo agradavelmente viciados na sensação de formigamento que essas substâncias provocam.

Será que um dermatologista receitaria ácido salicílico para lábios ressecados? Acho pouco provável, porque é um agente que provoca escamação. Pode aliviar rachaduras do frio, porém lábios ressecados precisam mais de um lubrificante (à base de óleos minerais/vaselina), e não de exfoliantes.

As 10 mais curiosas alergias

1) Níquel

Sou um dentre a parcela de 1% da população que tem alergia a níquel. Não é certamente uma alergia rara, porém foi ficando cada vez mais conhecida à medida que o uso da tecnologia fez disparar o uso de telefones celulares, MP3 players etc. e alguns usuários desses equipamentos começaram a perceber que o níquel presente nas caixas dos aparelhos os irritava. Muitos itens e objetos do dia a dia contêm níquel, incluindo moedas, bijuterias, tesouras, botões, utensílios de cozinha, e até mesmo cadeiras.

2) Cafeína

Intolerância à cafeína é bastante comum, mas existem pessoas que não toleram nem uma pequeníssima quantidade; logo desencadeiam reações alérgicas brutais, que inclusive podem ser fatais. Os que são alérgicos à cafeína podem experimentar delírios, ataques de ansiedade, alucinações, abalos musculares, erupções, urticárias, palpitações do coração e vista turva. Alguns podem ter crises fatais em reação à substância.

3) Madeira

Pode parecer estranho, mas é verdade. Algumas pessoas são alérgicas a certos tipos de madeira ou serragem, outras são alérgicas a qualquer tipo de madeira, seja na forma sólida ou em pó. Isso quer dizer que essas pessoas não podem sequer tocar em papel ou usar um lápis ou ferramentas e utensílios com cabos de madeira. A alergia pode ser tão forte que pode provocar reações na pele como se esta tivesse sido queimada.

4) Plástico

Os plásticos estão em toda parte, por isso essa forma de alergia pode ser particularmente extenuante para quem a tem. Significa não poder beber nada de garrafas plásticas, nem comer comida armazenada em vasilhas de plástico; certos tipos de armação de óculos também não podem ser usadas, nem cartões de crédito ou pequenos utensílios plásticos. As reações provocadas na pele desses alérgicos se manifestam como vermelhidão, coceira, erupções cutâneas e inchaços.

5) Hipersensibilidade eletromagnética

Alergias a tecnologias, como computadores e telefones celulares, podem parecer extremamente improváveis em nossos dias, mas quem sofre dessa modalidade da doença queixa-se de congestão nasal, espirros, coceira e mesmo dor de cabeça após usar computadores. Pesquisas identificaram que monitores e outras partes do PC contêm uma substância química chamada trifenil fosfato, usado como retardador de chamas. Parece ser esse o componente responsável pelo desconforto dessas pessoas.

6) Beijo

Certo, não se trata de alergia ao beijo propriamente dito, mas as pessoas que sofrem desse tipo de alergia em geral são gravemente alérgicas a determinados alimentos ou remédios e a reação pode ser disparada ao beijar alguém que esteve em contato com algum desses componentes alergênicos, que podem ter deixado resíduos na saliva ou no interior da boca da outra pessoa.

7) Exercícios

Pode parecer desculpa esfarrapada para não malhar, mas estima-se que umas mil pessoas possam ter essa alergia. Chamada anafilaxia induzida por exercício, só costuma ser notada depois que alguém que comeu um determinado tipo de alimento, por exemplo, amendoim, vai se exercitar. Essa pessoa poderia comer amendoins tranquilamente sem ter qualquer reação, mas, quando acrescenta o exercício, pode sofrer desmaios, vômitos e falta de ar.

8) Frio

Nem todo mundo ama o clima frio, mas algumas pessoas podem ser alérgicas a ele. Também conhecida pelo nome de síndrome autoinflamatória familiar associada ao frio ou urticária associada ao frio, essa afecção alérgica faz o corpo liberar histamina na pele, causando erupções, urticária, vermelhidão e inchaço. Pode ser fatal se não for diagnosticada a tempo, especialmente se a pessoa afetada pular numa piscina gelada ou tomar uma chuveirada com água fria, o que pode fazer o corpo entrar em choque.

9) Sol

Fotoporfiria eritropoiética é o termo científico e, apesar de extremamente rara, essa alergia realmente existe. Estima-se que apenas umas 300 pessoas no mundo sejam alérgicas ao sol. Quando expostas diretamente aos raios solares, o sistema imunológico ativa células inflamatórias na superfície da pele que podem causar lesões. Os que sofrem dessa alergia precisam usar roupas especiais e evitar contato com o sol a todo custo.

10) Água

O termo médico correto é urticária aquagênica, e afeta uma em cada 23 milhões de pessoas no mundo. Muitas têm que viver confinadas em suas casas, e ser alérgica a água significa que a pessoa também é alérgica ao suor, a lágrimas e até mesmo a alimentos que contenham água, como sucos, chás e café. Tarefas como tomar banho e se lavar são, obviamente, extremamente difíceis para essas pessoas. A causa provável é uma hipersensibilidade aos íons encontrados em água não destilada; por isso, muitas dessas pessoas só podem beber água destilada.

Os bafômetros podem ser enganados se você colocar alguma coisa na boca antes de fazer o teste?

É triste constatar que tantas pessoas gastaram horas de seu tempo tentando encontrar uma maneira de burlar o teste do bafômetro em vez de simplesmente não dirigirem depois de ingerir bebidas alcoólicas. Enxágues bucais, pastilhas de hortelã e cebola crua já provaram ser ineficazes nesse sentido. Adicionar um odor que mascare o álcool pode enganar o nariz de alguém, mas não vai alterar a concentração de álcool presente no corpo ou na respiração de quem bebeu.

Produtos como enxágue bucal ou sprays para mau hálito podem, com efeito, enganar os bafômetros, mas fazendo elevar significativamente os resultados! Listerine®, por exemplo, contém em sua fórmula 27% de álcool, e pode resultar numa leitura falsa do teste. Por causa disso, muitos instrumentos requerem que a pessoa seja testada duas vezes, com pelo menos dois minutos de intervalo. O enxágue, ou outro produto bucal com álcool, já terá evaporado após esse intervalo e, se o segundo resultado estiver em desacordo com o primeiro, o teste terá que ser refeito.

A fim de te dar uma resposta completa, preciso dizer que existem substâncias que podem, realmente, reduzir os resultados de teste de álcool. São substâncias como sachê de carvão ativado, que pode ser escondido na boca (para absorver o vapor de álcool), algum gás oxidante (como N2O, C12, O3 etc.) que pode enganar o detector de combustível, ou um interferente orgânico para enganar detectores que funcionem à base de infravermelho. Felizmente nada disso é de aplicação prática, além de ser difícil de descartar depois. Melhor simplesmente não beber se for dirigir, certo?

Você sabia? A cada dia, três mil crianças fumam seu primeiro cigarro.

É verdade que alguns sprays nasais pioram ainda mais o nariz congestionado e escorrendo?

Sim, é verdade. Os sprays nasais funcionam diminuindo o fluxo de sangue na mucosa nasal, de forma que o tecido fique menos congestionado e a produção de muco diminua. O uso frequente desses descongestionantes — por exemplo, fármacos como oximetazolina, cloridrato de fenilefrina e xilometazolina — que provocam vasoconstrição na mucosa nasal pode provocar recidiva da congestão. Isso ocorre tipicamente uns cinco ou sete dias após o uso regular desses medicamentos. Um estudo demonstrou que o agente anti-infeccioso chamado cloreto de benzalcônio, frequentemente adicionado aos sprays nasais, agrava ainda mais a condição. Os pacientes costumam aumentar a dose e a frequência das aplicações quando isso acontece, numa tentativa de tratar o problema. O inchaço das vias nasais, causado por congestionamentos recorrentes, pode eventualmente resultar numa condição chamada hiperplasia dos turbinados nasais, que pode bloquear completamente a respiração pelo nariz até que a obstrução seja removida cirurgicamente.

O tratamento consiste em suspender o uso desses fármacos nasais agressivos. Pode-se tentar suspensão imediata ou ir substituindo por outros medicamentos. Os sintomas de coriza e congestionamento nasal podem ser tratados com o uso de sprays nasais com esteroides uma ou duas vezes ao dia, por algumas semanas. Para casos muito graves, o tratamento com esteroides orais pode vir a ser a solução. Descongestionantes orais, como pseudoefedrina, também podem ajudar nesse período de transição.

Os soros da verdade realmente existem?

Plínio o Antigo, ao cunhar a famosa frase "*in vino veritas*" (que quer dizer "com o vinho, a verdade"), descreveu o mais antigo soro da verdade de que se tem notícia. O que ele estava dizendo, basicamente, é que qualquer coisa que diminua sua inibição vai fazer com que você desembuche todos os segredos.

A primeira confissão induzida por substância bem mais forte que o vinho foi registrada em 1903, quando um policial nova-iorquino admitiu, sob o efeito do éter, que havia fingido insanidade quando acusado de assassinar sua esposa.

Mas a primeira droga a ser realmente usada como soro da verdade foi a escopolamina. Misturada à morfina, era usada entre as décadas de 1940 e 1960 para ajudar as mulheres em trabalho de parto a suportarem a dor (elas ainda sentiam dor no parto, veja você!). Um obstetra do Texas percebeu que suas pacientes sempre falavam a verdade quando estavam sob o efeito dessa substância — a droga atinge áreas do cérebro que têm a ver com autocontrole — e assim nasceu a era das investigações movidas a soro da verdade.

A escopolamina logo seria abandonada em favor de drogas mais seguras, como amital sódico e tiopental sódico.

O problema com os soros da verdade é que os resultados sempre são relativos. O fato de alguém sob efeito da substância acreditar que algo é verdadeiro não significa que realmente o seja.

A Suprema Corte dos Estados Unidos deliberou recentemente que confissões obtidas com o uso de substâncias são inadmissíveis como prova, seguindo deliberação da Corte Europeia de Direitos Humanos.

A "roid rage" realmente existe? Não vejo ninguém questionar se esses surtos agressivos seriam realmente provocados por esteroides. Não é apenas mais um mito em torno dos anabolizantes?*

Os esteroides que esses anabolizantes e construtores de massa muscular utilizam em sua fórmula são hormônios sintéticos administrados em altas doses para produzir uma versão exagerada das mudanças fisiológicas que naturalmente os hormônios provocam. O efeito físico mais óbvio desses hormônios sexuais masculinos

* Expressão intraduzível, refere-se à agressividade provocada por uso excessivo de anabolizantes. (*N. do T.*).

é o aumento dos músculos, no entanto, um efeito psicológico que costuma acompanhar a alteração é a maior agressividade, conhecida como "roid rage". Essa reação realmente acontece, mas não em todo mundo. Muitos usuários de esteroides sentem pouco ou nenhum efeito psicológico.

Vale mencionar que as mulheres não estão imunes a esses efeitos. Um estudo com 75 atletas do sexo feminino descobriu que um terço delas usava esteroides e que, deste um terço, mais da metade já havia sofrido com irritabilidade, e 40% relataram um comportamento mais agressivo.

Inúmeras pesquisas foram feitas tentando relacionar o uso de esteroides à violência e à criminalidade. Uma pesquisa feita com detentos na Suécia apontou que os presos que tiveram o teste de esteroides positivo apresentavam probabilidade duas vezes maior de terem cometido infrações com armas. Já uma pesquisa com jovens entre 12 e 17 anos concluiu que os que haviam feito uso pelo menos uma vez de esteroides cometeram o dobro de delitos e crimes comparados aos não usuários.

Você sabia? O corpo humano elimina cerca de 600 mil partículas de pele a cada hora, fazendo renascer novas células epidérmicas a cada 27 dias. Existem grandes chances de as partículas de pele eliminadas no mês passado estarem ainda circulando em sua casa na forma de "poeira".

Por que grapefruit aparece tão frequentemente nas listas de alimentos que não devem ser misturados com certos medicamentos?

O suco de grapefruit, também conhecida como pomelo ou toranja, contém uma substância química (não sabemos exatamente qual) que se liga a uma enzima encontrada nos intestinos chamada CYP3A4. Essa enzima é usada para metabolizar algumas drogas, mas, ao se ligar à substância presente na grapefruit, ela para de funcionar. Isso significa que pacientes que estão tomando certos medicamentos correm o risco de as substâncias ativas dos mesmos não serem corretamente metabolizadas, acumulando-se no sangue. Um copo de suco de grapefruit é suficiente para reduzir pela metade a atividade da enzima CYP3A4, e esse tipo de interação pode acontecer até três dias após a ingestão do suco ou da fruta.

Certas qualidades de laranja — como o pomelo e a laranja-de-sevilha — podem provocar efeitos semelhantes, e alguns experimentos feitos em laboratório com sucos de romã e carambola demonstraram que também essas frutas têm o efeito bloqueador da CYP3A4, mas não se conseguiu comprovar que aumentem os níveis de drogas e medicamentos no sangue.

Os principais grupos de medicamentos que podem ser afetados desta forma são as estatinas (utilizadas para tratar colesterol alto), ciclosporina, certos fármacos de controle de pressão chamados bloqueadores do canal de cálcio, antidepressivos e as drogas amiodarona, Viagra®, Levitra® e Cialis®.

Saúde nas viagens

Por que eu sou sempre picado pelos mosquitos enquanto as pessoas que estão próximas, no mesmo ambiente, não são importunadas? Será que os mosquitos têm preferência por tipo de sangue?

Comigo acontece o mesmo: costumo servir de banquete para os irritantes insetos, enquanto outros são completamente ignorados. É muito injusto! Uma pesquisa publicada na revista *Nature* aponta que os mosquitos costumam picar mais as pessoas com sangue do grupo O que as do grupo sanguíneo A. Os experimentos de *follow-up* testaram a hipótese de isso ter algo a ver com o fato de que apenas algumas pessoas secretam pela pele substâncias correspondentes ao seu grupo sanguíneo, e confirmaram a hipótese. Os mosquitos realmente preferem os secretores do tipo O aos não secretores do mesmo grupo, e aos secretores do grupo sanguíneo A.

Já uma pesquisa feita no Japão em 2004 consistiu em soltar um enxame de mosquitos fêmeas sobre um grupo de 64 voluntários. No mais autêntico estilo *high tech* japonês, havia um detalhe importante: cada mosquito tinha tido as partes que picam amputadas, de forma que os pesquisadores apenas comparavam com que frequência eles pousavam sobre a pele dos voluntários. Descobriram que os voluntários secretores do tipo O eram duas vezes mais atrativos para os mosquitos que os do tipo A.

Teorias promissoras e brilhantes começaram a surgir para explicar por que isso acontece. Algumas sugerem que ter sido infectado por malária altera o odor corporal ou a respiração de forma a atrair mais os mosquitos. Porém, um interessante estudo da Organização Mundial da Saúde demonstrou que, dentre as vítimas da malária na Índia, havia mais pessoas com sangue do tipo A do que qualquer outro tipo sanguíneo, não porque as pessoas com esse tipo de sangue sejam mais picadas, mas porque, uma vez que tenham sido picadas, elas têm mais probabilidade de contrair malária.

> **Você sabia?** A cada 30 segundos, uma criança morre de malária na África. É a principal causa de mortalidade infantil no continente, atingindo principalmente crianças com menos de cinco anos de idade.

O que devo fazer para evitar ser picado por mosquitos quando saio de férias? Comer Marmite ajuda?*

Leve um bom inseticida em spray com você quando for viajar e aplique no quarto em que for dormir desde a primeira noite, certificando-se de aplicar sob a cama, nas cortinas, atrás e abaixo dos móveis. Se for possível, obtenha uma rede contra mosquitos.

Insetos como os mosquitos picam preferencialmente no entardecer e ao amanhecer, assim, aplique repelente de mosquitos nas áreas do corpo que ficam expostas (especialmente nos tornozelos), e certifique-se de vestir calças compridas e camisas com mangas compridas quando for sair à noite. Essas medidas podem ajudar a evitar ser picado por insetos. Você pode também adquirir produtos especiais para impregnar o tecido das roupas que deixam um odor desagradável para os insetos.

Muitas pessoas acreditam piamente nas propriedades repelentes de Marmite. O argumento parece ser o de que a pele exala um odor que espanta os mosquitos. Já outras tomam altas doses de vitamina do complexo B pelo mesmo motivo. Mas as pesquisas até agora não conseguiram comprovar a eficiência dessas duas práticas. A Universidade de Connecticut fez um estudo que apontou que comer alho NÃO impede que uma pessoa seja picada por mosquitos, e, fato curioso, descobriu que bebedores de cerveja costumam ser mais picados que o normal.

---

* Marmite é uma pasta, muito popular na Inglaterra, usada para untar sanduíches. Feita do extrato de uma levedura obtida com a fabricação de cerveja, tem um sabor e um cheiro muito fortes. Na Suíça também se consome essa pasta, que tem o nome de cenovis. (*N. do T.*)

Estive em viagem de férias no Quênia e tive que tomar comprimidos antimalária todos os dias. Acabei fazendo umas placas na pele, que coçavam muito, e me queimei com muita facilidade no sol. Isso pode ter sido causado pelo remédio contra malária. Não devo mais tomá-lo no futuro?

Você sempre deve tomar remédios contra malária se estiver em uma zona de malária, pois essa é uma doença que pode matar. Assim sendo, os riscos de contrair a doença provavelmente superam qualquer efeito colateral dos comprimidos.

Você deve ter tomado um fármaco chamado doxiciclina, que reconhecidamente torna a pele mais sensível à luz solar. Pode provocar placas com coceira e nódulos na pele após a exposição ao sol, além de deixar a pele com uma coloração levemente azulada. Nas mulheres, o medicamento também pode provocar aumento de surtos de candidíase. Todos esses sintomas devem desaparecer tão logo você pare de tomar o medicamento, mas, lembre-se, você deve continuar tomando até 30 dias após ter deixado a área de malária. No meio-tempo, fique longe do sol ou use bloqueador solar bem forte. Se você pretende voltar para novas férias, saiba que existem comprimidos antimalária que não têm os mesmos efeitos colaterais.

É perigoso tentar engravidar ou ficar grávida enquanto estiver tomando compridos para malária?

A resposta simples à sua questão seria sim, pode ser perigoso tomar certos comprimidos antimalária enquanto tenta engravidar porque vários desses medicamentos têm o potencial de causar anomalias no feto.

Eu recomendaria evitar qualquer área de malária se você estiver grávida. Apesar de alguns comprimidos poderem ser usados durante a gravidez, seria melhor não tomar nenhum medicamento desnecessário nessa fase, especialmente nos primeiros meses de gestação. A malária pode ser mais grave nas mulheres grávidas, e o primeiro trimestre da gestação é o período em que o bebê corre mais riscos de ser afetado pelo medicamento antimalária.

Mesmo quando é impossível não viajar para essas áreas, é quase sempre possível tomar certas precauções. Seria loucura tentar engravidar no mesmo período em que está fazendo uso de comprimidos antimalária, mas não tomar quando se está, por um período prolongado, em uma área onde a doença é endêmica, é igualmente loucura.

10 vícios da vida moderna

1) Trabalhadores compulsivos (workaholism)

Vício muito encorajado pelas práticas comerciais do mundo globalizado, em que cada minuto que se gasta trabalhando pode reverter em aumento de rendimentos. Mas só trabalho e nenhum lazer pode facilmente conduzir ao *burnout*, fadiga crônica, e o *workaholic* geralmente só percebe que tem algum problema quando as coisas já estão bem complicadas.

2) Amantes compulsivos

Não é a mesma coisa que vício em sexo; o amante compulsivo não pode deixar que a paixão acabe, o que significa que pode comprometer sua saúde e seus outros relacionamentos por causa disso. As pesquisas sugerem que os sentimentos de amor são causados por uma elevação do nível de feniletilamina, uma substância química neurológica que pode viciar. Também se descobriu que as pessoas apaixonadas compartilham os mesmos sintomas que viciados em cocaína, como insônia e perda do sentido de tempo.

3) Compulsão por televisão

Passamos, em média, quatro horas em frente à TV todos os dias. Isso significa que, lá pelos 65 anos, já teremos gasto perto de nove anos de nossas vidas grudados na telinha. Os compulsivos por TV compartilham vários sintomas clínicos, tais como: incapacidade de pôr um fim a esse vício; incompetência em aplicar o "remédio da escolha" para acalmar os nervos; e irritabilidade quando são obrigados a pôr um fim ao hábito.

4) Compulsão por branqueamento dos dentes

Coloquialmente conhecidos como os *junkies* da brancura, esses viciados fizeram com que os cremes dentais com propriedades branqueadoras saltassem para a primeira posição entre os produtos cosméticos mais vendidos, aumentando em 300% as vendas, em comparação com os últimos anos. Pode parecer inofensivo à primeira vista, mas, de fato, as consequências podem ser tão nefastas como em qualquer outro vício. Sensibilidade excessiva nos dentes, sangramento de gengiva e perda do esmalte dos dentes são as queixas mais comuns ouvidas pelos dentistas desse tipo de paciente.

5) Compulsão por exercícios

Possivelmente algo que posso identificar em mim mesmo. Estatísticas sobre viciados em exercícios físicos são difíceis de encontrar porque esse vício normalmente coexiste com transtornos alimentares como anorexia nervosa. Da mesma forma que em outros casos de adição, os abusadores de esteira podem sacrificar sua saúde e sua vida social em nome de sua compulsão. Um estudo publicado pela *Behavioural Neuroscience* em agosto de 2009 encontrou semelhanças entre o excesso de corridas e o abuso de drogas.

6) Oniomania

Também conhecida como compulsão por compras. Não são só as celebridades que costumam ser afetadas por esse mal. Existem oniomaníacos, ou compradores compulsivos, em quase todas as famílias. Estudos sugerem que esse transtorno afeta mais de um em cada 20 adultos. É um impulso para comprar acima das necessidades ou posses, e costuma estar associado à depressão; tem levado vários "*shopaholics*" à beira da falência.

7) *Tanorexia*

Termo idiota inventado pela imprensa, refere-se à compulsão por bronzeamento da pele. Nós, médicos, costumamos alertar sobre os riscos do bronzeamento, e somos contra o uso de câmaras de bronzeamento artificial, que já comprovaram ser definitivamente cancerígenas. Ainda assim, a tanorexia continua a ser um problema que atinge especialmente as mulheres jovens.

Um estudo feito em 2006 concluiu que os raios ultravioleta das câmaras de bronzeamento artificial produzem endorfina, o que provoca a sensação de bem-estar; quando os níveis dessa substância no organismo baixam, os sintomas experimentados são semelhantes aos da abstinência de drogas e álcool.

8) *Compulsão por sexo*

A busca por prazer sexual é tão antiga quanto a história da humanidade. Mas as famílias disfuncionais de nosso tempo costumam ser responsabilizadas pela transformação desse impulso humano em um comportamento compulsivo por sexo. Alguns teóricos acreditam que o fácil acesso a conteúdos pornográficos na internet tem reforçado o problema. Nem todos os psiquiatras reconhecem esse transtorno, mas quantidades crescentes de grupos de ajuda mútua e centros de recuperação sexual têm indicado que trata-se de um problema real.

9) *Compulsão por internet*

Navegar sem parar na internet de maneira constante e obsessiva tem se tornado uma rotina diária, e, quando qualquer eventual interrupção provoca irritabilidade, podemos estar diante de um quadro de transtorno compulsivo por internet. Os psiquiatras já estão reconhecendo as alterações de humor decorrentes de pornografia on-line, jogos, redes sociais e blogs, e em alguns países a compulsão por internet se tornou um problema social tão grave que alguns programas de recuperação começaram a ser disponibilizados.

10) Compulsão por cirurgias plásticas

A imagem corporal negativa leva legiões de pessoas ao encontro dos bisturis dos cirurgiões plásticos. Em 2006, a Associação Britânica de Cirurgiões Plásticos alertou seus membros sobre pacientes com transtorno dos corpos dismórficos ou síndrome da feiura imaginada, para quem a cirurgia plástica é uma jornada sem fim em virtude da insatisfação perene com os resultados. A organização relatou um estudo bastante alarmante: 40% de usuários de Botox admitiam ter aderido ao tratamento justamente pelo fato de o resultado não ser permanente, necessitando ser refeito o tempo todo.

Recentemente, quando estava no Camboja, fui arranhado pelo dente pontiagudo de um filhote. Não sangrou nem nada, mas deixou uma pequena marca. Tomei vacina antirrábica, mas fiquei pensando se não seria o caso de procurar um tratamento para casos de exposição à raiva?

Não acredito que isso seja necessário. Primeiro porque você já tomou as vacinas e, segundo, porque não houve sangramento e você não apresentou sintomas. Se não tivesse tomado a vacina antirrábica, eu recomendaria que procurasse um especialista para checar os riscos.

Isso coloca em relevo a importância de, antes de qualquer viagem, sempre verificar se todas as vacinas estão em dia, assim como acessar os guias de vacinação próprios à área para onde irá viajar.

Você sabia? Na China, 300 milhões de fumantes consomem aproximadamente 1,7 trilhão de cigarros por ano, ou 3 milhões de cigarros por minuto. Isso explica o fato de que 1,2 milhão de chineses morrem por complicações relacionadas ao tabaco, a cada ano — ou seja, 2 mil pessoas por dia!

Voos muito frequentes podem causar câncer?

A Organização Mundial de Saúde tem se preocupado com os riscos de passageiros regulares de avião desenvolverem câncer, fazendo o acompanhamento de pesquisas sobre o assunto. Algumas já indicaram que os comissários de bordo têm duas vezes mais chances de desenvolver câncer de pele que o restante da população. Esses números podem também refletir o estilo de vida, mais do que a viagem aérea propriamente dita, porém, com o aumento de voos de longo curso, os comissários e tripulação de bordo ficaram mais expostos à radiação, que chega a ser equivalente a 250 exames de raios X por ano. Podemos ver, então, que existem motivos para preocupação. Entretanto, são poucos os turistas e viajantes que voam tanto quanto os tripulantes de cabine, de forma que o risco de câncer de pele é bem mais reduzido para a maioria das pessoas. Meu conselho é procurar se antecipar e se prevenir, tomando medidas como não se expor demasiado ao sol e, no caso das mulheres, checar regularmente as mamas e procurar o médico a qualquer alteração.

Você sabia? Os cientistas já desenvolveram mais de 150 antibióticos para ajudar a controlar a disseminação de doenças infecciosas.

Sexo

Minha mãe me dizia que a masturbação faz a pessoa ficar cega, mas eu ainda faço isso. Quanto tempo devo ter antes de perder a vista?

Francamente, custo a acreditar que preciso responder a essa questão. Se eu te disser que 95% dos homens e mulheres se masturbam e que os 5% restantes mentem, você se sentirá melhor? Se sua mãe estivesse certa, existiriam pouquíssimas pessoas com visão neste planeta. E masturbação não faz crescer pelos nas mãos também...

Várias sociedades entendem a masturbação como algo vergonhoso, embaraçoso, sujo, um comportamento que precisa ser desencorajado. Mas isso não poderia estar mais longe da verdade. Os médicos acreditam que a masturbação é uma prática saudável porque alivia a tensão e o estresse e proporciona prazer. Pode, também, ajudar a prevenir câncer de próstata. Um estudo feito na Austrália, em 2003, constatou que os homens que se masturbaram regularmente por volta dos 20 anos eram três vezes menos propensos a desenvolver cânceres agressivos de próstata mais tarde. A explicação é de que a ejaculação frequente previne a formação de substâncias cancerígenas na próstata e impede que o câncer se desenvolva. Eu diria que masturbadores obsessivos podem acabar tendo alguns efeitos colaterais inconvenientes, como ficar com a pele irritada por conta da fricção frequente, mas, em geral, nada de mal acontece por causa da masturbação.

Estou com uma namorada nova, mas, toda vez que vamos ter relações, eu não consigo manter a ereção. O que deve estar acontecendo?

Se for a primeira vez que você passa por esse tipo de situação e nunca teve problemas com ereção antes, trata-se provavelmente de um problema situacional e psicológico. E quanto mais você se preocupar com o assunto, mais isso irá acontecer. Os terapeutas sexuais recomendariam que você e sua namorada conversassem e definissem todas as coisas que cada um gosta que o outro faça em termos de sexo, além da penetração. Faça isso por algumas semanas e pode ser que as ereções comecem a se manter por mais tempo, porque você não se sente pressionado a "ir direto ao ponto". À medida que forem ficando mais confortáveis e sexualmente à vontade um com o outro, as coisas devem funcionar bem, porque você distendeu aquele limite autoimposto de que tem de acontecer logo a penetração. É um método simples, porém, em geral eficaz. Se ainda assim não funcionar, recomendo que você procure um sexólogo ou uma clínica de planejamento familiar. Quanto mais cedo procurar ajuda para o problema, melhor.

Acho que sou gay, o que devo fazer?

Creio que nada! Sua identidade sexual vai se desenvolver ao longo do tempo e descobrir sua sexualidade pode ser um processo complicado. Para algumas pessoas, ser gay é algo que já começa a ser identificado e trabalhado desde cedo. Para outras, pode levar mais tempo; você talvez só consiga descobrir e entender inteiramente seus sentimentos quando estiver mais amadurecido. Muitas pessoas sentem-se atraídas por pessoas do mesmo sexo, apesar de esses sentimentos não necessariamente significarem homossexualidade. Levar mais tempo para descobrir sua sexualidade é perfeitamente normal e, seja qual for sua descoberta, celebre-a!

Você sabia? Em um único dia, 120 milhões de relações sexuais acontecem no mundo. Ou seja, cerca de 4% da população mundial faz sexo a cada dia.

Sexo para mim é, às vezes, bem doloroso, e deixa minha vagina irritada e sensível. Isso já vem ocorrendo há um tempo. O que está acontecendo?

Dor genital durante o sexo, um transtorno chamado dispareunia, pode desencadear um ciclo vicioso, porque você começa a sentir medo de ter relações, fica tensa e, involuntariamente, enrijece a musculatura vaginal, fazendo a dor aumentar. As causas geralmente são ansiedade, falta de relaxamento ou lubrificação, vagina ressecada por alterações hormonais, infecções como candidíase ou vaginite bacteriana, ou sequelas de episiotomia (incisão feita na região do períneo para alargar o canal do parto). Quando a dor é provocada por uma penetração profunda, pode ser sinal de inflamação nos órgãos da região pélvica, como endometriose, cistos, doença inflamatória pélvica ou, até mesmo, síndrome do cólon irritável. O melhor a fazer é procurar um ginecologista para um check-up, no caso de a causa do problema não ser clinicamente óbvia.

Estou com 48 anos e não sinto, de fato, muita vontade de fazer sexo. Simplesmente não estou mais interessado em sexo. Por que isso está acontecendo?

Você deveria refletir se é só com sexo que tem estado desinteressado, ou se também perdeu o entusiasmo para outras coisas da vida, o que poderia indicar uma depressão. Verifique, por meio de exames laboratoriais, os níveis hormonais, incluindo tireoide e testosterona, dê uma revisada nos medicamentos e drogas que está usando atualmente. De repente eles podem dar alguma pista. Estilo de vida, estresse e pouco sono são fatores que podem contribuir para o problema. Procure um médico para identificar melhor a causa.

Não consigo de jeito nenhum manter a ereção se tiver que usar camisinha. Já tentei de diferentes tamanhos e texturas, mas não tem feito diferença. Existe alguma explicação para isso?

Esse é um problema bastante comum para um grande número de homens. Os médicos costumam receber pacientes com essa queixa muitas vezes numa semana. Em geral, tem a ver com ansiedade. No mesmo instante em que o homem começa a colocar a camisinha no pênis, seu cérebro já começa a se preocupar se o membro está rígido o suficiente para preenchê-la. Imediatamente o corpo começa a liberar substâncias ansiogênicas e isso interrompe a ereção.

Uma solução é pedir à parceira para colocar a camisinha em você, estimulando-o com a mão enquanto faz isso. Se não funcionar depois de algumas tentativas, busque ajuda psicológica para tentar diminuir sua ansiedade em situações que envolvem sexo.

Não consigo suportar a ideia de qualquer coisa penetrando em mim e, por conta disso, não tenho conseguido ter relações sexuais. Não consigo nem mesmo usar absorventes internos, pelo mesmo motivo. Será que vou conseguir ter uma vida sexual normal?

Você provavelmente sofre de uma condição chamada vaginismo, que faz com que os músculos da vagina fiquem tensos e se contraiam, impedindo qualquer tipo de penetração, mesmo que você ainda seja capaz de se excitar e ter orgasmo com estimulação clitoridiana. Para superar esse problema, um terapeuta sexual pode ajudar bastante. O tratamento geralmente inclui técnicas de dessensibilização gradativa, que permitem que você vá se sentindo mais confortável com alguns objetos e, eventualmente, introduza-os na sua vagina. O índice de cura obtido por bons profissionais é bastante alto. Assim, existem grandes chances de você resolver o seu caso satisfatoriamente.

Você sabia? A maior célula do corpo humano é o óvulo da mulher e a menor é o espermatozoide masculino. O óvulo é grande o bastante para ser visto a olho nu, tendo um diâmetro de aproximadamente 1 mm. Já a célula do espermatozoide, por outro lado, é minúscula, consistindo em pouco mais que um núcleo.

Tenho um relacionamento de oito anos e, após ter tido crises recorrentes de cistite, descobri que tenho clamídia. Será que o meu parceiro me traiu?

A clamídia é uma doença sexualmente transmissível bastante comum, causada pela bactéria *Chlamydia trachomati*. Uma em cada dez mulheres, supostamente, tem a bactéria, mas como é uma doença "silenciosa", as mulheres podem ficar anos sem saber. Então, o fato de você ter descoberto agora não quer dizer necessariamente que seu parceiro está tendo relacionamentos com outras mulheres. No entanto, vocês precisam sentar e conversar abertamente sobre o problema, porque vai ser extremamente importante que os dois sejam tratados com antibióticos, senão vão ficar se recontaminando um ao outro. Se não for tratada, a clamídia pode provocar doença inflamatória pélvica e comprometer a fertilidade, ou seja, você precisa logo buscar tratamento médico.

O que são verrugas genitais, e como as pegamos?

Um vírus chamado vírus do papiloma humano (VPH, ou HPV para a denominação em inglês, *Human Papilloma Virus*) é o causador das verrugas que você pode encontrar nas mãos, e também nas regiões anal e genital. Existem cerca de 100 tipos diferentes desse vírus, e eles causam as diferentes espécies de verrugas que afetam inúmeras partes do corpo. O vírus é, principalmente, transmitido por contato de pele. Apesar de, no caso das verrugas genitais, muitas vezes a transmissão se dar durante o ato sexual, não é necessariamente sempre assim. Sabemos que o vírus pode sobreviver fora do corpo, de forma que, em tese, é possível pegar sem ter contato próximo com alguém infectado, mas, como não há registros comprovados de contágio que não seja por contato íntimo, eu diria que é pouco provável pegar verrugas genitais por ter ido a uma sauna. Um exemplo de verruga que se pega sem contato direto é a verruga plantar — que aparece na planta dos pés e é geralmente transmitida em piscinas e academias de ginástica.

Verrugas nem sempre são visíveis. O HPV também pode causar vários tipos de câncer, inclusive peniano e anal, e câncer cervical nas mulheres. Procure mais informações com seu clínico ou ginecologista, se você estiver preocupada, e peça a seu parceiro que sempre use camisinha.

Existem duas vacinas contra o HPV desenvolvidas para proteger das formas mais agressivas e cancerígenas do vírus. Costumam ser receitadas sobretudo às jovens para protegê-las de câncer no colo do útero, mas podem também ser prescritas aos rapazes, para diminuir os riscos de câncer na região anal.

Quais são os exames e tratamentos disponíveis para disfunção erétil?

As causas da disfunção erétil são muitas, e podem ser vasculares, hormonais, psicológicas ou neurológicas, portanto, os exames precisam ser bastante amplos para poder identificar a origem do problema. Começa por uma boa conversa com o médico, que pode identificar já na consulta a origem, complementando com exames de urina e de sangue. Em alguns casos, pode ser feito um exame para testar o fluxo sanguíneo no pênis ereto (ereção induzida).

O melhor tratamento varia, de acordo com a causa da disfunção. Vários casos de impotência têm a ver com questões de fundo psicológico, mas os tratamentos físicos incluem fármacos como citrato de sildenafil (Viagra®) e apomorfina (Uprima®); injeções penianas (Viridal® e Caverject®); um sistema especial, chamado sistema médico-uretral para a ereção (MUSE*), que consiste na aplicação de alprostadil injetável por meio de uma sonda de plástico introduzida na uretra; aparelhos a vácuo que utilizam uma bomba e um cilindro para criar vácuo em torno do pênis fazendo-o ingurgitar; tratamento hormonal (terapia de reposição de testosterona); psicoterapia, terapia cognitivo-comportamental, terapia de casal, terapia sexual intensiva, que requer a participação da parceira; e, finalmente, cirurgias, implantes e próteses.

Você sabia? As três coisas que as grávidas mais desejam durante o primeiro trimestre de gestação são: rãs, lesmas e vasos com plantas. Os hormônios da gravidez podem provocar modificações no humor, desejos e muitas outras alterações inesperadas.

O que eu posso fazer para evitar problemas de impotência?

A maioria dos homens já viveu situações de dificuldades com ereção em algum momento da vida. É um problema muito comum, geralmente provocado por estresse, álcool ou cansaço, e torna-se mais acentuado com o tempo. É muito mais comum na faixa dos 40 aos 70 anos, e, na maioria dos casos, pode-se detectar problemas físicos de fundo, apesar de fatores emocionais e psicológicos estarem também envolvidos. Menos de 20% dos casos são puramente psicológicos.

As causas mais comuns são idade combinada com arteriosclerose (endurecimento das artérias) e tabagismo, mas também diabetes, abuso de substâncias químicas, mal de Alzheimer, doença de Parkinson, deficiência hormonal, falência renal, doença de Peyronie, transtornos neurológicos, como esclerose múltipla, lesões na coluna ou nas costas, e outras doenças de longo termo. Condições psicológicas, como depressão, ansiedade, estresse e

* Sigla para o termo em inglês *Medical Urethral System of Erection.* (*N. do T.*).

trauma, também podem contribuir. Isso sem esquecer os problemas relacionais, que também fazem sua parte: ansiedade com relação ao desempenho sexual, dificuldade de comunicação, inexperiência sexual, perda de atração física pela parceira, medo da intimidade e infidelidade. Medicamentos, bebidas alcoólicas, cigarros e uso de antidepressivos e anti-hipertensivos são os vilões mais comuns, mas, raramente, podem também concorrer para o problema algumas disfunções hormonais, como níveis anormalmente baixos do hormônio masculino testosterona, ou produção excessiva de prolactina pela hipófise.

Para reduzir as chances de isso se tornar um problema frequente para você, é importante não fumar ou não beber em excesso. Tente se exercitar regularmente e se alimentar bem, comendo muitas frutas e verduras. Tente também manter os níveis de ansiedade baixos — se você está passando por uma depressão ou estresse, procure um médico e tente ter boas horas de sono. Exames médicos regulares também podem ajudar a identificar problemas como diabetes, hipertensão e colesterol alto, que podem vir a causar disfunção.

O que fazer quando a ereção não vai embora?

O termo médico para uma ereção que não acaba é priapismo. Pode ser um problema, porque provavelmente acontece quando você não está com desejo sexual e não quer ficar com o membro ereto. Pode também prejudicar os tecidos do corpo peniano, e ser extremamente doloroso. Esse problema acontece porque o sangue estocado no interior do pênis — que proporciona a ereção — não consegue escapar. Pode ser uma resposta a um desejo sexual intenso e prolongado, ou também efeito colateral de alguns tipos de medicamento. Algumas vezes pode ser reação a algum remédio contra impotência que funcionou muito bem. Raras vezes tem a ver com problemas físicos das células sanguíneas, como anemia falciforme ou problemas de próstata. Se a ereção dura por três, quatro horas, ou mais, é provável que seja priapismo e você deve procurar ajuda médica urgentemente. Se for o caso de ereção que dura menos de quatro horas, o médico pode tratar com medicamentos descongestionantes, mas, se o paciente teve uma ereção por mais de seis horas, o sangue acumulado no pênis precisará ser retirado através de uma agulha ou seringa. O clínico também pode ajudar a encontrar a causa do priapismo e indicar o tratamento mais adequado, se for o caso. Algumas vezes a cirurgia é indicada para evitar danos permanentes ao pênis.

Quando vou ejacular sinto uma pequena fisgada na altura das nádegas. Já venho sentindo isso há um mês, mais ou menos. Qual seria a causa disso?

Pode ser um sintoma típico de prostatite — inflamação da glândula prostática. Outros sintomas dessa doença incluem uma vontade aguda de urinar e dores generalizadas no pênis e na região anal. Muitas vezes uma infecção bacteriana, que costuma começar na bexiga e termina na próstata, também provoca a doença que, neste caso, pode ser tratada com antibióticos. Se você esta iniciando algum novo relacionamento sexual, ou teve várias parceiras diferentes, faça um teste para DST. Talvez precise de um tratamento com antibióticos por alguns meses antes da infecção desaparecer completamente.

10 fatos que você precisa saber sobre o orgasmo

1) Alguém que não tinha muito o que fazer calculou que um homem normal ejacula, ao longo de sua vida, quantidade de fluido suficiente para encher umas 94 canecas de cerveja.

2) Não são só as mulheres que têm vários pontos G. Os homens também têm esses pontos altamente erógenos — três, para ser exato —, porém poucos homens os descobrem. São eles o freio do pênis (pequena dobra de tecido sobre a glande), o períneo (a área entre os testículos e o ânus) e a próstata.

3) Para a maioria dos homens um orgasmo é sempre bom, mas para as mulheres parece que algumas vezes são muito melhores que outras. Muito infelizmente, para muitas delas os melhores orgasmos são experimentados quando estão menstruadas, mas esse é um fato pouco conhecido porque muitos casais evitam o sexo nesse período. A causa para esse aumento do desejo e da sensação de prazer durante a menstruação é atribuída à maior circulação de sangue na região genital no período menstrual.

4) Dizem que Marilyn Monroe nunca teve um orgasmo. Mas ela fez uma descrição das suas experiências sexuais que ficou famosa: "Imagine um interruptor com dimmer. À medida que você vai deslizando o controle para cima, a lâmpada vai ficando mais clara, mais clara, mais clara, até que, num grande clarão, fica completamente acesa. É tão bom!" Parece que ela chegou perto, pelo menos.

5) A velocidade média dos movimentos ejaculatórios durante um orgasmo masculino é de 28 milhas por hora. Em contrapartida, o espermatozoide contido na ejaculação só consegue se movimentar a

aproximadamente 10 cm por hora. A força da ejaculação serve para dar aos espermatozoides um bom empurrão, considerando que eles terão que percorrer vários centímetros até chegar ao destino final.

6) Certo, este é meio mórbido, mas não são apenas os vivos que têm orgasmos. Se você oxigenar e estimular eletronicamente os nervos da região sacra da coluna de uma pessoa morta, pode provocar um clímax. Não quero nem começar a pensar em como e por que essa descoberta foi feita.

7) A quantidade de ruído que uma mulher faz durante o sexo tem um efeito significativo no sucesso do orgasmo masculino. As mais expansivas vocalmente conseguem alcançar esse resultado de modo mais consistente. Pesquisas mostram que os homens atingem o orgasmo em 59% das situações em que a parceira geme de êxtase, e apenas em 2% das situações em que ela permanece silenciosa. Eu suspeito que tenha muito a ver com o estímulo do ego masculino.

8) Costuma-se dizer que as mulheres têm muito mais trabalho que os homens no que diz respeito às funções fisiológicas básicas. Mas uma recompensa é a habilidade de algumas mulheres em ter orgasmos múltiplos. O recorde máximo registrado é de 134 orgasmos em apenas uma hora! Existem algumas condições clínicas que podem fazer com que mulheres experimentem múltiplos orgasmos sem contato sexual, apenas estimulando as sobrancelhas, esfregando os joelhos, pensando em sexo ou mesmo escovando os dentes.

9) O antropólogo Desmond Morris desenvolveu uma teoria, que se tornou famosa, para explicar em termos de evolução da espécie as razões do orgasmo feminino. Ele sugeriu que a finalidade principal do orgasmo não era apenas incentivar um maior interesse pelo sexo, mas também provocar exaustão na mulher, encorajando-a a permanecer deitada, impedindo que o esperma escorresse. O Dr. Morris sugeriu, ainda, que a dificuldade de algumas mulheres em

atingir o orgasmo com certos parceiros também tem um propósito: somente os homens mais pacientes, cuidadosos e imaginativos teriam chances de levar a mulher ao orgasmo e, assim, conceber uma criança, e esse tipo de homem certamente seria um melhor pai. Nem todo mundo concorda com essa teoria.

10) Embora a Igreja Católica certamente refute isso, movimentos masturbatórios foram vistos em imagens de ultrassonografia pré-natal, especialmente em fetos masculinos. A mão pode ser vista ao redor do pênis, movimentando-se para a frente e para trás. Também não é incomum encontrar crianças pequenas entretidas em várias formas de autoestimulação que resultam, geralmente, em uma espécie de orgasmo.

Eu acho a relação sexual bastante desconfortável e meu clínico diz que é porque eu tenho o útero retrovertido. Obviamente não há muito o que se possa fazer a respeito disso, mas o que posso fazer para melhorar a minha vida sexual?

Útero retrovertido significa que ele está virado para trás, e não para a frente, que é a posição mais comum. Mas pode não ser exatamente isso que está causando o desconforto. Muitas mulheres se queixam de dores e pressão quando há penetração muito profunda, provavelmente em virtude de uma maior sensibilidade nos órgãos internos. Você poderia melhorar a qualidade da sua vida sexual simplesmente tentando diferentes posições. Tente ficar por cima do parceiro, de forma que você possa controlar a profundidade da penetração, ou quando estiver de costas, mantenha as pernas abaixadas (e não dobradas). Um pouco de experimentação com um parceiro mais disposto para o sexo (não é muito difícil de encontrar) pode ser a oportunidade para encontrar uma posição mais confortável.

Você sabia? Os dentes começam a crescer seis meses após o nascimento do bebê. A partir das nove semanas de vida o feto começa a formar os brotos dos dentes, que se transformarão nos dentes de leite.

Ouvi dizer que os atletas profissionais, como jogadores de futebol e vôlei, são aconselhados a não fazer sexo na noite anterior a uma partida importante porque isso poderia comprometer seu desempenho. Tem alguma verdade nisso?

Esse é um conselho muito disseminado. Várias pessoas já ouviram essa recomendação, mas ela não tem fundamento. A hipótese é de que a abstinência sexual aumentará o nível de testosterona e os índices de agressividade, aumentando, com isso, o desempenho do atleta, mas as pesquisas não respaldam essa teoria. Na verdade, vários atletas que conheço dizem que não faz diferença terem ou não relação sexual, e que, com certeza, não se privariam de propósito antes de uma grande partida. Como o sexo é um dos mais eficazes soníferos oferecido pela natureza, me parece que, ao contrário, poderia ajudar bastante em casos de ansiedade e nervosismo de véspera, e garantir uma boa noite de sono.

A gonorreia só é transmitida sexualmente? Minha filha pegou e eu fiquei horrorizada em pensar que ela já está transando. Não existe outra forma de transmissão da doença?

A resposta à sua pergunta depende do que você entende por "sexualmente transmissível". Na maioria dos casos, a gonorreia é transmitida de uma pessoa para outra pelo contato sexual, seja vaginal, anal ou oral — mas não em todos os casos. Conheço vários médicos que atuam em clínicas de saúde sexual e reprodutiva que contraíram eles mesmos gonorreia por tocarem pacientes infectados — de uma forma não sexual, claro. Sabe-se também que a doença pode ser transmitida pelo uso de bonecas infláveis, vendidas em sex shops, que não tenham sido bem lavadas após o uso.

Por outro lado, e a despeito de inúmeras pesquisas que apontam a possibilidade de contrair doenças sexualmente transmissíveis em assentos sanitários, por exemplo, repetidos testes falharam na tentativa de isolar a bactéria da gonorreia (gonococos). Já houve, no entanto, o caso reportado de uma menina de 8 anos que contraiu a doença, muito provavelmente, depois de usar um banheiro extremamente sujo em um avião superlotado na Rússia. Ela deve ter entrado em contato com a bactéria pelos dedos, que, depois, tocaram o próprio corpo ao se limpar. Embora a bactéria não consiga sobreviver bem em um ambiente seco fora do corpo, sabe-se que ela consegue sobreviver por um pequeno período sobre o plástico e, portanto, poderia, em tese, ser transmitida por brinquedos sexuais compartilhados.

Minha atual namorada me disse que costuma apresentar uma doença chamada VB e, também, tem cistite de vez em quando. Isso pode ter algum risco para mim?

A vagina normalmente é povoada por bactérias e naturalmente contrabalança as "boas" bactérias e as bactérias "nocivas", que são menos numerosas. A vaginite bacteriana, ou VB, se desenvolve quando esse equilíbrio é alterado, provocando um aumento das bactérias nocivas e, consequentemente, diminuição das boas bactérias. É pouco provável que você pegue isso de sua namorada, já que a VB não costuma afetar os homens e não é sexualmente transmissível.

Já no caso da cistite, também conhecida como infecção do trato urinário, é mais provável que ela tenha sido causada por uma bactéria encontrada nos nossos corpos, e não por transmissão sexual. O mais sensato a fazer é se proteger usando camisinha, ou evitar sexo até que a infecção esteja curada.

Você sabia? Os bebês humanos são, quilo a quilo, comparativamente mais fortes que os bebês bovinos. Um bebê humano certamente não é capaz de empurrar uma carroça, mas se a criança tivesse o mesmo tamanho de um boi, ela poderia fazê-lo sem problemas. Os bebês possuem pernas especialmente fortes e potentes, para criaturas tão pequenas.

O espermatozoide é realmente um ser vivo?

Sim. Um único espermatozoide é um organismo unicelular independente, um pouco parecido com uma ameba. Com efeito, é muito mais vivo que qualquer outra célula do corpo masculino, já que é a única que pode reproduzir.

Eu atinjo o clímax muito rapidamente, durante o ato sexual. Isso é muito frustrante, e tem comprometido meus relacionamentos. Por que isso acontece?

Ejaculação precoce é certamente uma das queixas mais comuns de disfunção sexual. Aproximadamente 10% dos homens já passaram pela experiência em algum momento. É mais comum nos homens jovens, e tende a melhorar com a idade. Não existem estatísticas de tempo muito definidas, mas a média, entre os homens que sofrem de ejaculação precoce, é de 1,8 minutos, após a penetração, enquanto que, para os que não têm esse problema, a média é de 7,3 minutos.

Uma das teorias mais populares sobre a causa da ejaculação precoce envolve um processo de reflexo condicionado. As primeiras experiências sexuais, sempre corridas e furtivas, vão condicionando o ejaculador precoce a atingir o clímax o mais rápido possível, e esse condicionamento vai se prolongar nas experiências futuras.

Embora ciente de que a informação que vou passar agora pode não te deixar mais tranquilo, é preciso lembrar que, do ponto de vista da evolução da espécie, os machos que ejaculavam rapidamente tinham mais chances de ter filhos e engravidar as parceiras.

Pode haver também o fator herança genética influenciando o problema. Muitas vezes ele atinge gerações numa mesma família, o que se contrapõe à teoria do condicionamento.

Ansiedade e nervosismo certamente têm uma participação importante nos casos de ejaculação precoce. Se você é uma pessoa nervosa, provavelmente vai chegar ao orgasmo mais rapidamente.

O que posso fazer para parar de ejacular tão rápido?

Você tem várias opções. Se sofre de ejaculação precoce branda, algumas técnicas de distração podem ajudar. Essas técnicas ajudam a voltar a mente para outra coisa sempre que sentir o clímax próximo. Por exemplo, você pode pensar em alguma coisa que não tenha nada a ver com sexo, ou então se beliscar.

Alguns géis anestésicos podem ser usados para dessensibilizar o pênis e baixar a excitação sexual. Eles podem funcionar, o problema é que esse tipo de gel também vai dessensibilizar a parceira — o que não costuma ser desejável. Você pode comprar camisinhas que contêm anestésico de uso tópico (benzocaína) em seu interior e que produzem o mesmo efeito, ou simplesmente pode tentar usar camisinha extrarreforçada (que é mais espessa) para alcançar o mesmo resultado.

Os sexólogos estadunidenses Masters e Johnson desenvolveram um método especial chamado "técnica do aperto" (*penis grip*, em inglês), que envolve ambos os parceiros. A parceira comprime as glândulas do pênis firmemente quando você sentir que está perto de atingir o orgasmo. Isso faz passar o desejo de chegar ao clímax; você deve praticar esse método por algumas semanas, até poder controlar a ejaculação.

Outros tratamentos consistem em tomar medicamento antidepressivo poucas horas antes do ato sexual. Retardamento do orgasmo masculino é um efeito colateral bastante conhecido de certos antidepressivos e, embora nem sempre seja uma opção que agrade a todos, pode ser uma benção para os ejaculadores precoces. Os antidepressivos mais comumente utilizados para essa finalidade são clomipramina, fluoxetina e sertralina; consulte o seu médico a respeito desses fármacos, se achar que podem ajudar no seu caso.

Existe ainda outra técnica que você pode experimentar: a técnica parar-continuar. Consiste em, ao se masturbar, parar quando estiver quase no ponto de ejacular. Deixe a sensação diminuir um pouco, e aí continue a se masturbar. Faça isso três vezes e, finalmente, deixe a ejaculação vir, na quarta retomada. Contudo pelo fato de ter sempre fatores psicológicos e dificuldades comportamentais e mecânicas envolvidas na tarefa, talvez seja melhor procurar tratamento do que usar esse método por conta própria.

Você sabia? Cada ser humano já foi durante 30 minutos uma única célula. Toda vida tem que começar de algum lugar, e mesmo os maiores de nossa espécie já foram, durante um curto espaço de tempo de suas vidas, organismos unicelulares, fruto da primeira combinação de um espermatozoide e um óvulo.

Recentemente beijei um cara e reparei que ele tinha um pouco de sangue nos dentes da frente. Eu agora estou realmente preocupada de ter me contaminado com HIV nesse momento. O que devo fazer?

Seria muito incomum e improvável que o HIV fosse transmitido a você dessa forma. Embora em tese seja possível que o sangue de alguém com HIV possa infectar outra pessoa, o HIV simplesmente não é transmitido pelo beijo. Lembre-se também de que o sangue que você viu nos dentes do parceiro pode ter vindo de você.

Mesmo o sexo oral é considerado de baixo risco para transmissão do vírus HIV. Os ácidos estomacais são potentes o suficiente para neutralizar esse vírus; então, desde que você não tenha ficado exposta ao sêmen de alguém que seja soropositivo, você não corre grandes riscos. É tão improvável que, em circunstâncias normais, alguém possa absorver quantidade suficiente de sangue contaminado por meio de um beijo, que eu diria para não se preocupar. Evitar o HIV é muito simples: usar sempre camisinha.

Quais os fluidos do corpo que podem transmitir o vírus HIV, e quais os que não transmitem?

Muito objetivamente: sangue, sêmen, líquido pré-ejaculatório, secreção vaginal e leite materno. Todos esses podem conter altas concentrações de HIV e têm sido relacionados como transmissores do vírus.

Saliva, lágrimas, suor e urina podem ter vírus, mas em tão baixa concentração que ninguém costuma ser infectado por meio desses fluidos. No entanto, se qualquer dessas secreções corporais estiver visivelmente contaminada com sangue, o risco de transmissão existe.

Posso pegar aids por sexo oral?

Sim, é possível ser infectado por HIV fazendo sexo oral, seja passivo ou ativo, mas o risco é pequeno. Existem bem poucos casos documentados. Embora ninguém saiba exatamente qual é o grau do risco, as evidências sugerem que é certamente muito menor que sexo anal ou vaginal sem proteção.

Se você está recebendo sexo oral de alguém, só estará sendo exposto à saliva. As concentrações do vírus na saliva são tão baixas que ninguém jamais se contaminou por meio dela. Se você está, ao contrário, fazendo sexo oral em alguém, aí sim existe risco de ser infectado, por que tanto o líquido pré-ejaculatório, quanto o sêmen, a secreção vaginal e o sangue menstrual podem ir direto para a boca. Quanto maior a quantidade desses fluidos, maior o risco de contaminação. Certamente o vírus também terá que conseguir entrar em sua corrente sanguínea através de alguma ferida, abscesso, inflamação na gengiva etc. Assim, quanto mais cortes ou feridas abertas houver em sua boca, ou quanto mais problemas de gengiva você tiver, maiores os riscos.

Como regra geral, nenhum contato com sêmen ou líquido pré-ejaculatório significa a ausência de risco, no que concerne ao HIV. A exposição ao líquido pré-ejaculatório equivale a baixo risco, embora seja ainda tecnicamente possível haver contaminação. E quanto maior a quantidade desse fluido, maior será o risco. A exposição, tanto ao sêmen quanto ao líquido pré-ejaculatório, é fator de risco, especialmente se houver feridas ou cortes abertos na boca.

O risco de transmissão de HIV também aumenta se a pessoa, fazendo ou recebendo sexo oral, possui alguma outra doença sexualmente transmissível.

Anticoncepcionais, fertilidade & hormônios

Eu não posso engravidar se estiver amamentando, certo?

Em tese é verdade, mas na prática nem sempre funciona dessa maneira. A teoria é de que a amamentação libera prolactina, um hormônio que pode suspender certos estágios do ciclo menstrual. Desde que os níveis de prolactina estejam altos, por exemplo, quando você está amamentando um recém-nascido, e você é tudo que ele tem, seu período menstrual normal não ocorrerá. Mulheres que alimentam seus bebês exclusivamente no peito não menstruam até que parem de amamentar ou comecem a introduzir outros alimentos de forma regular, mas nem todas as mulheres alimentam seus bebês exclusivamente no peito com suficiente regularidade para manter o ciclo menstrual suspenso.

Qualquer mulher com um ciclo menstrual regular pode engravidar, e uma vez que muitas mulheres têm a sua primeira menstruação pós-parto quando ainda estão amamentando, a conclusão é de que elas podem, sim, ficar grávidas mesmo nesse período. Assim, em geral, não é uma boa ideia confiar no fato de estar amamentando como uma forma de não engravidar. Se você já retomou a vida sexual, e não quer ficar grávida, é importante se proteger com algum método contraceptivo.

Como avaliar a eficácia de um método contraceptivo?

Alguns métodos de contracepção são muito efetivos, desde que as instruções de uso tenham sido seguidas corretamente. Esse é, com frequência, o motivo de muitos métodos falharem. Além disso, nenhum contraceptivo é 100% confiável, e alguns podem ter efeitos colaterais.

As camisinhas são 98% eficazes, quando usadas corretamente. Diafragmas com espermicida têm 92-96% de eficiência, se usados corretamente.

As pílulas trifásicas ou bifásicas, assim como as pílulas de progesterona podem ser 99% efetivas, se tomadas corretamente.

Também as injeções contraceptivas têm esse índice de efetividade, e podem durar de 8 a 12 semanas, dependendo do tipo de injeção.

Sistemas contraceptivos intrauterinos (alguns contêm hormônios) e dispositivos intrauterinos (DIUs) têm mais de 99% de efetividade. Podem permanecer de 5 a 10 anos no útero, dependendo do tipo, mas podem também ser retirados a qualquer momento.

Coito interrompido e calendários de planejamento familiar (as populares tabelas) são reconhecidamente métodos pouco confiáveis, especialmente quando a mulher tem os períodos menstruais muito irregulares.

Você sabia? Algumas pesquisas norte-americanas recentes sugerem que quase 1/3 dos homens de todas as faixas etárias relatam ejaculação precoce, e cerca de 1/5 dos homens na faixa dos 50 já experimentaram problemas de ereção.

Quando posso retomar o uso de anticoncepcional depois de ter tido um bebê?

É possível engravidar logo após ter dado à luz, mesmo que você esteja amamentando e que seus períodos menstruais ainda não tenham normalizado. A ovulação acontece cerca de duas semanas antes de a menstruação chegar, portanto sua fertilidade pode retornar mais cedo do que você imagina.

Você pode usar camisinha logo que sinta que está pronta para o sexo novamente, mas eu não me apressaria. A pílula combinada — pílula de progesterona mais implantes anticoncepcionais — pode ser usada a partir do 21° dia após o parto, mas não é recomendada caso você esteja amamentando, já que pode afetar a produção de leite. Um DIU ou outro sistema intrauterino já pode ser usado de 6 a 8 semanas após o parto.

O que devo fazer se esquecer de tomar a pílula?

Essa é uma questão complexa. Depende de qual tipo de pílula anticoncepcional você esteja usando, e quantas pílulas perdeu. Se não tem certeza sobre o que fazer caso tenha pulado um dia, procure uma clínica especializada, ou um ginecologista, para orientação. Na Inglaterra existe a linha direta do Centro de Saúde Sexual (Sexual Health Direct): 0845 122 8690*. Se você continua mantendo relações sexuais, eu indicaria o uso da camisinha até que receba a orientação adequada.

Quando deve voltar a menstruação depois que eu parar a pílula?

Pode demorar um tempo para voltar a menstruar, depois de interromper a pílula. Para a maioria das mulheres, leva de duas a quatro semanas, mas isso varia muito de mulher para mulher e depende de como é o seu ciclo normalmente. Peso, condição física, estresse, condicionamento, ou se você sofre de condições como a síndrome de ovário policístico, são fatores que podem influenciar o ciclo menstrual.

Pode ser que sua menstruação fique irregular logo após a interrupção da pílula, e você deve aguardar uns seis meses até que seu ciclo natural se restabeleça totalmente. É muito comum ter um atraso maior antes que os períodos normais recomecem, especialmente se você já tiver tomado duas ou três cartelas. Isso ocorre porque a pílula contém hormônios que interrompem a ovulação (liberação de um óvulo) a cada mês.

Como saber se já estou na menopausa, se tomo pílula?

A menopausa é o período em que as menstruações cessam completamente. A idade média para entrar na menopausa é 50-51

---

*No Brasil você pode ligar para o Disque Saúde da Mulher: 0800 644 0803 e obter mais informações. (*N. do E.*)

anos, com a perimenopausa (os anos que antecedem a menopausa propriamente dita) iniciando por volta dos 46-47 anos. Métodos contraceptivos são necessários até a menopausa, e recomenda-se que sejam mantidos até que você não menstrue mais por dois anos, se você tem menos de 50 anos, ou um ano, caso você já tenha mais de 50 anos.

Tomar a pílula combinada pode mascarar a menopausa, já que seus sintomas (fogachos e suores noturnos) estarão controlados. Portanto, pode ser um pouco difícil determinar exatamente a partir de que momento você não é mais fértil. Não existe teste ou exame que determine com toda certeza quando a menopausa aconteceu, mas um ginecologista pode medir o nível do hormônio estrogênio (que deverá estar baixo) e do hormônio FSH (que deve estar alto em uma mulher na perimenopausa ou na menopausa). Esse exame deve ser agendado para o último dia do intervalo sem pílula.

10 fatos curiosos sobre os seios

1) O maior par de seios artificiais do mundo é um tamanho 38XXX. Foi preciso nove cirurgias e mais de quatro litros de silicone para construí-lo.

2) GoTopless.org é uma organização que defende o direito de as mulheres andarem de peito nu em público, assim como fazem os homens. Ela costuma promover agrupamentos de mulheres de topless para protestar pelos seus direitos, o que não surpreendentemente atrai um grande público (em geral masculino).

3) Nenhuma mulher tem os seios do mesmo tamanho, e o seio esquerdo é, em geral, maior que o direito. Os mamilos também vêm em diferentes tamanhos, e, inclusive, podem apontar para diferentes direções.

4) Pesquisas demonstraram que os seios são, em geral, a primeira coisa que os homens olham no corpo de uma mulher, e por mais tempo do que qualquer outra parte. Um outro estudo chegou à curiosa conclusão de que admirar os seios de uma mulher por alguns minutos por dia pode melhorar a saúde do homem e acrescentar mais cinco anos de vida ao felizardo.

5) Os homens podem produzir leite também. Eles possuem glândulas mamárias, que, quando estimuladas por certos hormônios, podem produzir leite.

6) Uma pesquisa financiada por um fabricante de sutiãs descobriu que as mulheres inglesas são as mais peitudas da Europa. Mais da metade das mulheres britânicas usa sutiã extragrande (tamanho D). Já as italianas foram apontadas como as que têm os menores seios.

7) Um seio médio pesa cerca de 1 kg e corresponde a 4-5% da gordura corporal total.

8) Seios jovens são feitos de gordura, glândulas mamárias e colágeno, mas à medida que vão envelhecendo, as glândulas e o colágeno diminuem, sendo substituídos por gordura. Essa é a razão de os seios começarem a cair com a idade.

9) Mulheres que fizeram implantes de silicone têm três vezes mais propensão a cometer suicídio. Essa conclusão foi tirada do fato de que mulheres que se submetem a uma cirurgia eletiva de mama têm maior incidência de problemas psiquiátricos.

10) Em Hong Kong você pode se graduar em Bra Studies, curso que ensina como desenhar e modelar um sutiã.

O que é a pílula do homem?

A pílula masculina é a proposta de um novo método contraceptivo hormonal para homens. Visa permitir aos homens controlarem sua fertilidade de modo semelhante ao das pílulas anticoncepcionais femininas, exceto pelo fato de que não é, verdadeiramente, uma pílula. Costuma ser, com mais frequência, uma injeção que utiliza hormônios sintéticos para inibir temporariamente a produção de espermatozoides.

Você sabia? A cada dia, um corpo humano adulto produz 300 bilhões de novas células, estando constantemente consertando e construindo novas células para manter o corpo.

Posso reverter a vasectomia pelo sistema público de saúde?

A vasectomia, ou esterilização masculina, envolve o corte dos canais que conduzem o esperma dos testículos até o pênis. Esse corte impede que o espermatozoide alcance o sêmen que é ejaculado durante o orgasmo.

A vasectomia é geralmente considerada uma forma permanente de contracepção porque nem sempre é possível reverter o procedimento, que envolveria reunir os canais condutores de espermatozoides. Em geral, esse procedimento não é coberto pelo sistema público de saúde. É possível fazer a reversão da cirurgia pelo sistema privado, mas o procedimento pode ser caro. O problema com esse procedimento é que as taxas de sucesso não são muito altas, e não se dá garantia de que a fertilidade irá retornar.

Venho tomando pílulas há cerca de dez anos. Sempre fiz uma parada de um mês a cada ano. Será que tomar pílula por tanto tempo irá interferir nas chances de engravidar no futuro?

Cada mulher reage de maneira diferente a mudanças ou interrupções da pílula anticoncepcional, mas, não importa quanto tempo você venha tomando, ela não deveria ter qualquer efeito de longo prazo em sua fertilidade.

Depois de interromper a pílula, pode levar alguns meses até seu corpo retomar o ciclo normal, e existem muitos manuais de autoajuda que dizem que, para cada ano de uso contínuo de pílula, corresponde um igual período em meses antes de poder conceber novamente. Essa afirmação não está baseada em nenhuma evidência sólida, mas costuma ser muito citada por mulheres, e serve como um guia bastante genérico. De qualquer forma, os fluxos de sangue dos seus períodos menstruais deverão aumentar de maneira gradativa.

Tive uma relação inesperada no segundo dia de menstruação. Já ouvi que estamos menos propensas a engravidar durante o ciclo menstrual. É verdade, ou devo começar a me preocupar?

É bem pouco provável que você engravide no segundo dia da menstruação, mas não é algo impossível de acontecer. O ciclo menstrual tem, em média, 28 dias, considerando-se o primeiro dia de sangramento. A menstruação vem quando um óvulo não consegue ser fertilizado, o que ocorre geralmente entre 12 a 14 dias após o óvulo ser liberado pelos ovários. Portanto, em um ciclo médio de 28 dias, o óvulo é produzido por volta do dia 14. O período menos provável de engravidar vai do dia 1 ao dia 7 do ciclo, mas as coisas sempre podem acontecer um pouco diferente do previsto. Se estiver em dúvida, procure um médico para ver se é o caso de tomar uma pílula do dia seguinte, caso você não queira engravidar.

Você pode me dizer qual será o meu período mais fértil? Em qual momento do ciclo?

A duração do ciclo menstrual de uma mulher pode variar de 24 a 35 dias, mas, em média, dura 28 dias. A ovulação — quando um óvulo é liberado pelos ovários na trompa de falópio — ocorre aproximadamente na metade do ciclo, ou seja, cerca de 14 dias antes do início do novo período. Os dias entre a ovulação (entre dez a 16 dias antes da próxima menstruação) são o seu momento mais fértil. Assim, se você está querendo engravidar, é o melhor momento do mês para ter sexo sem contraceptivo com seu parceiro.

Após a ejaculação, os espermatozoides podem sobreviver por, pelo menos, 48 horas e até sete dias no interior da vagina ou do útero. Isso quer dizer que é possível que você engravide se tiver tido relações sexuais sem proteção dois dias antes da ovulação — em outras palavras, entre os dias 10 e 16 do ciclo menstrual. O período menos provável para a concepção é entre os dias 1 e 7 do ciclo.

Você pode comprar em farmácias o kit de medir fertilidade, que testa a temperatura ou o nível hormonal para predizer quando será seu momento mais fértil.

Você sabia? A maioria dos homens tem ereções a cada hora ou hora e meia durante o sono. Os corpos e as mentes de muitas pessoas ficam mais ativos quando elas estão dormindo do que quando estão pensando. A combinação de circulação sanguínea e produção de testosterona pode provocar ereções durante o sono, e estas são uma parte normal e necessária do sono REM.

Como aumentar as chances de engravidar minha mulher?

Seus testículos produzem melhores espermatozoides quando estão "frios". Idealmente, os espermatozoides devem estar a cerca de 34,5° C (94,1° F), que é um pouco abaixo da temperatura normal do corpo. Já houve relatos de que usar cuecas tipo boxer bem confortáveis no lugar de cuecas em Y ou shorts colantes pode ajudar a manter os testículos e os espermatozoides numa temperatura mais fresca e, portanto, com a melhor qualidade possível. Substituir banhos muito quentes por banhos ou chuveiradas de água morna também pode ajudar. O tabagismo pode reduzir a fertilidade, então tome a decisão de largar os cigarros ainda hoje, se você quer ter um bebê. Bebidas alcoólicas em excesso também têm um efeito negativo na qualidade dos espermatozoides, o que diminui as chances de engravidar, então procure controlar as bebidas também. O limite recomendável é de três a quatro unidades por dia, para um homem. Tente transformar essa quantidade em seu limite máximo, e tente reduzir ainda mais, se puder. Lembre-se: uma unidade é equivalente a meio copo de cerveja, uma pequena taça de vinho ou uma dose de bebida destilada.

O melhor conselho para você e sua parceira é procurarem fazer bastante sexo, sempre que possível. O sexo regular, especialmente nos períodos ovulatórios, é a melhor fórmula para aumentar as chances de gravidez.

A menopausa precoce é hereditária? Minha mãe entrou na menopausa quando tinha 37 anos, e estou preocupada de que o mesmo possa acontecer comigo — eu tenho, hoje, 23 anos. Existe alguma forma de prolongar a fertilidade, se a menopausa precoce for mesmo provável?

A tendência à menopausa precoce parece ser um padrão familiar. O fato de sua mãe ter entrado na menopausa precocemente, aos 37 anos, aumenta, levemente, a probabilidade de você também ter menopausa precoce.

Na maioria das mulheres, a menopausa acontece entre os 45 e 55 anos, e, a despeito da menopausa precoce de sua mãe, é bastante provável que a sua ocorra dentro desses limites.

Infelizmente, não existe como predizer quando a sua menopausa irá acontecer, e não há meios de prolongar a fertilidade, se você estiver destinada a ter menopausa precoce.

A pílula anticoncepcional pode afetar a libido? Desde que comecei a tomar, tenho notado menos disposição para o sexo.

A maioria das diferentes pílulas anticoncepcionais disponíveis tem formulações à base de estrogênio, mas contêm diferentes progestogênios. Esses progestogênios podem, sim, causar problemas de diminuição de libido, como esse que você relata.

A perda da libido é geralmente causada por um conjunto de fatores, e pode ter um componente de problemas relacionais inclusive. Talvez você deva refletir sobre seu relacionamento e perguntar a si mesma se não existe algum problema que possa estar afetando o seu desejo sexual.

Se tudo estiver bem nesse aspecto, então você deveria tentar substituir a pílula por uma outra, com diferente composição de progestogênio, e verificar se, após alguns meses, o problema desaparece.

Muita coisa tem sido publicada sobre os riscos dos tratamentos de reposição hormonal em mulheres mais velhas, mas existem riscos também para mulheres mais jovens, como é o meu caso? Corro risco de ter osteoporose ou câncer de mama?

Acho que devo começar dizendo que não existe qualquer droga ou medicamento livre de efeito colateral. Deve-se sempre tomar decisões com base em avaliações de riscos e benefícios.

Uma quantidade maior de pesquisas tem focado principalmente nos riscos para as mulheres mais velhas, no entanto os mesmos riscos se aplicam às mais jovens também.

A grande diferença, no entanto, está no aspecto dos benefícios do tratamento, que são maiores para as mulheres mais jovens que entraram em menopausa precocemente por qualquer motivo do que para as mais velhas. Assim, fazendo o cálculo risco *versus* benefício para o seu caso, eu poderia, com confiança, dizer que os benefícios de uma reposição hormonal na sua faixa etária superam os efeitos colaterais.

Você sabia? O número de nascimentos de múltiplos aumentou mais de 400% nos últimos 20 anos.

Estou fazendo reposição hormonal há alguns anos e gostaria de saber se seria arriscado ter relações sem proteção, já que não quero engravidar.

Essa é uma pergunta bastante comum, mas a resposta realmente depende das circunstâncias particulares do seu caso.

A maioria dos comprimidos de reposição hormonal não possui efeito contraceptivo. Você pode estar tendo sangramento mensal em resposta ao aporte hormonal fornecido pelo medicamento, mas isso não está relacionado necessariamente com fertilidade. Se sua menstruação tiver parado mais de um ano antes de ter iniciado a reposição hormonal, você provavelmente já tinha entrado na menopausa e, neste caso, não necessita de contraceptivo. Mas, se, por outro lado, você ainda estava menstruando quando iniciou o tratamento, é impossível saber ao certo se já entrou ou não na menopausa, ou se ainda existe alguma chance de engravidar.

A única maneira de ter certeza é parar o tratamento de reposição hormonal por um período para ver se a menstruação retorna. Caso negativo, você pode estar certa de que já entrou na menopausa e não necessita mais tomar anticoncepcional. Mas, se a menstruação voltar, isso indica que você ainda está ovulando e, portanto, pode ficar grávida.

Os hormônios podem provocar depressão? Se você toma pílulas anticoncepcionais ou faz tratamento de reposição hormonal, pode ter depressão?

A depressão é um problema comum em mulheres que estão atravessando a menopausa. A terapia de reposição hormonal tem o objetivo de fazer exatamente isto: substituir os hormônios perdidos durante a menopausa e, dessa maneira, prevenir os sintomas e efeitos adversos da menopausa, como fogachos, menstruação irregular, sensibilidade nas mamas e perda de libido, bem como depressão. A falta de hormônios femininos após a menopausa também pode levar à maior incidência de osteoporose, ataques cardíacos e derrames.

Existem vários tipos e potências de pílulas e medicamentos de reposição hormonal. Muitas vezes, demora um bom tempo e são necessárias várias tentativas e substituições até que se chegue à composição que melhor se ajusta ao caso específico.

Gestação & bebês

Qual é a melhor posição para engravidar? Existe mais chance de eu engravidar em alguma posição em detrimento de outra?

Eu posso, honestamente, dizer que inúmeros estudos têm sido feitos sobre esse tópico e a conclusão é que a posição durante o coito não faz qualquer diferença. Plantar bananeira depois da relação também não adianta muito. Engravidar é realmente uma questão de tempo. Você precisa se certificar de que está tendo relações durante os dias férteis, aqueles compreendidos, normalmente, entre o 10° e o 16° dia, para uma mulher com ciclo regular de 28 dias (o primeiro dia é sempre o primeiro dia da última menstruação). Tentar encontrar diferentes posições ajuda a manter a dinâmica de sua vida amorosa, o que mantém a motivação e, no final das contas, acaba ajudando a engravidar.

O que é gravidez ectópica?

Uma gravidez ectópica é aquela que se desenvolve fora do útero. Numa gravidez normal, o óvulo é liberado de um dos ovários da mulher, e segue por uma estreita passagem, chamada trompa de falópio, que conecta os ovários ao útero. O óvulo é, então, fertilizado por um espermatozoide e se implanta na parede do útero, onde vai começar a se desenvolver para formar o bebê. Na gravidez ectópica, o óvulo se implanta em uma das trompas. Muitas gravidezes ectópicas terminam em aborto logo no início, e a mulher pode nem ficar sabendo que estava grávida. Mas, em alguns casos, o embrião pode romper a trompa e provocar graves hemorragias internas.

Os sinais de que uma gravidez pode ser ectópica incluem pontadas e sangramentos, e dor aguda em um lado do baixo-ventre.

Acabei de ter um bebê e meu namorado quer começar a ter relações, mas ainda me sinto muito inchada e sem disposição. É seguro começar a ter sexo logo depois de dar à luz?

Eu sempre aconselho minhas pacientes a nem considerarem começar a ter relações completas antes do primeiro check-up pós-natal, que normalmente acontece umas seis semanas após o parto. Se você levou pontos e ainda está inchada, não estará pronta nem depois desse tempo. Agora, se você já recomeçou, por favor, certifique-se de fazer lubrificação extra. Não espere que tudo volte logo ao normal, porque o parto realmente afeta sua vida sexual. Você vai experimentar mudanças hormonais e estresse emocional, e pouquíssimas mulheres se sentem sexy antes de um bom período de recuperação pós-parto. Isso deve levar uns seis meses mais ou menos. Por tudo isso, prepare-se para dizer a ele que precisa ter muita paciência.

Você sabia? A terça-feira é o dia mais comum para os bebês virem ao mundo.

Como posso me certificar de que meu bebê não vai sofrer morte súbita? Esse pensamento me deixa apavorada.

Morte súbita, também conhecida como síndrome da morte súbita infantil (SMSI), é a morte repentina e inesperada de crianças pequenas. Cerca de 90% das mortes súbitas ocorrem em crianças com menos de 6 meses de vida. Apesar de não se conhecerem as causas exatas, existem várias medidas que podem ser tomadas para reduzir os riscos. Nunca fume perto de seu bebê. Isso inclui os pais e, também, qualquer outro familiar ou pessoa que viva na mesma casa. Não permita que alguém fume no mesmo ambiente onde está o bebê, ou perto dele, quando estiver fora de casa, como num restaurante ou café. Sempre coloque o bebê para dormir de costas, não de bruços ou de lado, e não deixe que sua temperatura fique muito alta. Amamente o máximo que puder, e não tem problema deixar o bebê dormir com um boneco — mesmo que este caia para fora do berço depois que ele adormeceu.

Nos primeiros seis meses, o lugar mais seguro para o bebê dormir é um moisés ou cestinho próximo à sua cama. Um estudo descobriu que mais da metade (52%) das mortes súbitas investigadas poderiam ter sido evitadas se o bebê estivesse dormindo no quarto dos pais — mas não na cama do casal.

O que são exercícios de fortalecimento do soalho pélvico? Minha parteira recomendou que eu comece a fazer esses exercícios.

Os músculos do soalho pélvico estão localizados entre as pernas, e vão desde o osso pubiano, na parte anterior, até a base da coluna, na parte posterior. Têm a forma de um estilingue e mantêm bexiga e uretra no lugar. Essa musculatura permite o controle da bexiga e é ativada sempre que você urina. À medida que for ficando mais velha, a musculatura do soalho pélvico vai ficando mais frouxa. As mulheres que já pariram também costumam descobrir que os músculos da região do períneo estão mais frouxos, o que pode causar problemas como incontinência urinária (incapacidade de controlar a vontade de urinar) e menor sensibilidade durante o sexo. Ao fazer exercícios para fortalecer o períneo, você pode ajudar a manter sua musculatura pélvica forte. Tanto os homens quanto as mulheres podem fazer esses exercícios.

Você pode sentir sua musculatura pélvica ao tentar parar o jato de urina quando for ao banheiro. Para fortalecê-la, sente-se confortavelmente e comprima os músculos em sequências de 10-15 repetições. Evite segurar a respiração ou contrair o estômago, nádegas ou coxas ao mesmo tempo. Quando estiver acostumada a fazer esses exercícios de fortalecimento do soalho pélvico, pode começar a tentar manter cada compressão por alguns segundos. A cada semana vá acrescentando mais compressões. Após alguns meses já poderá sentir os resultados. Qualquer incontinência terá melhorado, bem como a sensibilidade da região genital durante o sexo. Você deve continuar fazendo os exercícios mesmo após notar os primeiros resultados.

Quantas incisões de cesariana se pode ter?

Não há limites para o número de incisões de cesariana. Entretanto, o risco de acontecer algumas complicações durante a gestação e o parto são maiores se você já tiver tido uma ou mais cesarianas. Isso porque cada incisão produz uma cicatriz no útero, no lugar onde foi feito o corte. O risco de complicações não aumenta necessariamente na proporção da quantidade de incisões de cesariana. As complicações incluem placenta prévia — quando a placenta do bebê se fixa próximo à abertura do colo do útero — e placenta acreta — quando a placenta se une anormalmente à parede uterina ou decídua. Ambas as condições aumentam os riscos de complicações obstétricas graves, tais como hemorragias, choque e histerectomia de emergência.

Pode não ser mais possível ter parto normal se você já teve uma ou mais cesarianas no passado. Isso porque existe a chance de seu útero romper ao longo das cicatrizes das incisões anteriores (ruptura de útero) quando der à luz pelo canal vaginal.

Se você já se submeteu a uma cesariana anteriormente, seu médico deve estar preparado para uma cesariana de emergência, caso alguma complicação obstétrica ocorra durante o parto vaginal.

Você sabia? Os bebês nascem com 300 ossos, mas no adulto esse número se reduz para 206. A razão para isso é que vários ossos encontrados nas crianças são compostos de pequenas partes que se fundem, como acontece com a caixa craniana. Essa característica permite que o bebê passe pelo canal vaginal com mais facilidade. Esses ossos irão endurecer e soldar à medida que a criança cresce.

Por que a vacina Tríplice Viral — contra sarampo, caxumba e rubéola — não está disponível em vacinas separadas no sistema de saúde?

A VTV contém três vacinas separadas em uma só injeção e protege as crianças contra sarampo, caxumba e rubéola. Grupos de especialistas de todo o mundo, incluindo os da Organização Mundial de Saúde, concordam que a vacina VTV é preferível a ter de dar três injeções diferentes na criança. Não existe nenhuma evidência de que vacinas separadas sejam mais seguras ou eficazes que uma dose única, e aplicar as vacinas isoladamente pode deixar a criança em risco por mais tempo. Como a vacina Tríplice Viral é o meio mais seguro e eficaz de proteger as crianças pequenas do sarampo, caxumba e rubéola, o sistema de saúde não oferece as vacinas separadas.

Questões relativas à segurança da VTV começaram a surgir quando foi publicado um relatório relacionando a vacina ao desenvolvimento de autismo e/ou doença inflamatória dos intestinos, mas, desde então, várias pesquisas foram feitas para tentar confirmar essa hipótese, sem sucesso. Posteriormente descobriu-se também que a pesquisa continha erros técnicos, éticos e metodológicos. O autor da pesquisa teve seu registro médico cassado por causa disso.

Quando devo começar a dar alimentação sólida ao bebê, e quais alimentos devo preferir?

Para os primeiros seis meses, o leite materno — e/ou em fórmula — fornece todos os nutrientes e líquidos que seu bebê precisa. O Ministério da Saúde recomenda que alimentos sólidos não sejam introduzidos antes dos 6 meses de idade. Além disso, após o sexto mês, você deve continuar amamentando e/ou dando ao seu bebê um leite substituto, alternado com alimentação sólida até os 2 anos de idade, ou mais.

Os alimentos devem ser macios e de fácil deglutição, porque, com essa idade, os bebês ainda não conseguem mastigar. Comece com papinhas de arroz, purê de vegetais cozidos (como cenoura ou abóbora) ou frutas (como banana ou maçã cozida). Conforme o bebê cresce, você pode ir aos poucos introduzindo alimentos com mais textura como purês mais granulosos, bolos de arroz, pães, que farão com que ele aprenda a mastigar. Carne, peixe, laticínios e vitaminas são excelentes fontes de ferro e proteínas, e são importantes para sustentar o crescimento rápido do bebê nessa etapa do desenvolvimento.

Alimentos e preparados industrializados podem ser convenientes, e você pode querer, ou precisar, usá-los de tempos em tempos. No entanto, jamais confie apenas neles para nutrir seu bebê. Sempre que possível, dê ao seu filho alimentos frescos: refeições caseiras são mais baratas e você sabe exatamente o que tem nelas. Evite dar alimentos que contenham glúten, sal, frutos do mar, nozes e mel.

Meu bebê nasceu com um problema chamado hipospadia. Ele terá que fazer uma cirurgia, mas eu não entendi exatamente o que será feito. Você pode me explicar por que ele necessita da cirurgia e o que acontece?

Hipospadias são as anomalias genitais mais comuns entre os meninos recém-nascidos, e podem ser hereditárias. O que ocorre é que, em vez de o orifício por onde sai a urina estar localizado no final do canal uretral, no alto ou cabeça do pênis, ele aparece em qualquer outro lugar da uretra. Em 90% dos casos, a anomalia apresenta-se moderada, e o orifício fica em lugar bem próximo de onde deveria estar. A cirurgia consiste em corrigir o defeito levando o orifício para a parte final do pênis e é geralmente feita quando o bebê completou o primeiro ano de idade.

Você sabia? A cabeça de um bebê corresponde a um quarto do seu comprimento total, mas, por volta dos 25 anos, ela vai corresponder a apenas um oitavo da altura do indivíduo adulto. Nossa cabeça não muda de tamanho tão radicalmente em relação ao restante do corpo: as pernas e o torso esticam bastante, mas a cabeça não fica muito mais comprida.

Minha filhinha tem duas semanas e já parece estar produzindo leite. Ela secreta um líquido branco pelos mamilos. Estou realmente preocupada. Será que ela está com algum problema grave?

Não, isso é algo bastante simples, mas costuma ser alarmante para mamães de primeira viagem. Você está certa em dizer que ela parece estar produzindo leite — quase certamente ela está. Essa secreção costumava ser chamada "leite de bruxa" (naqueles tempos menos ilustrados) e é simplesmente o resultado dos hormônios da mãe afetando o bebê através do leite materno. Pode ocorrer em bebês de ambos os sexos, e não traz nenhum prejuízo à saúde.

Nenhum tratamento será indicado e essa lactação normalmente desaparece em algumas semanas. Curiosamente, qualquer mulher — ou homem —, desde que receba o aporte adequado de hormônios, pode produzir leite em qualquer momento da vida.

Descobri recentemente que estou grávida. Eu tenho ótimo condicionamento físico e treino rigorosamente quatro vezes por semana, com pesos e atividade cardiovascular. Posso manter essas atividades durante a gravidez, ou será perigoso? Já me disseram que devo parar com a esteira e com os abdominais superiores que exercitam os músculos do estômago. É isso mesmo?

A melhor expressão a ser usada aqui é "bom senso". Apesar de existirem apenas raríssimos relatos que conectam exercícios físicos puxados com aborto, você deve pegar um pouco mais leve e dar ao seu corpo a chance de se adaptar às importantes mudanças que ocorrerão nesse período. Exercícios como natação, corridas leves e musculação leve são adequados, desde que você descanse bastante e se alimente de forma saudável.

A esteira não oferece problemas, desde que não seja árdua, e flexões suaves e levantamento de pernas também estarão bem, contando que você não sinta qualquer desconforto quando fizer esses exercícios.

Minha menstruação está atrasada e eu venho tentando engravidar há algum tempo. Como preciso fazer uma viagem de longa distância dentro em breve, gostaria de saber se há algum risco em viajar de avião e se os níveis de radiação durante o voo poderão ter algum efeito sobre minha possível gravidez?

Viagens aéreas não são contraindicadas, se a gravidez não tiver qualquer complicação. Assim, desde que você e o seu bebê estejam com boa saúde antes da viagem de avião, o voo não vai trazer nenhum risco à gravidez.

Surgiram algumas preocupações com relação à radiação no interior das aeronaves quando alguns estudos demonstraram um ligeiro aumento de problemas potenciais, mas esses atingiam basicamente viajantes frequentes de trechos de longa distância. No seu caso, um único voo, muito provavelmente, não irá prejudicar a gravidez.

A maioria dos estudos relacionando gravidez e viagens aéreas foi feita com comissárias de bordo grávidas. Em um desses estudos realmente se confirmou que houve ligeiro acréscimo de abortos espontâneos no primeiro trimestre da gravidez, mas isso aconteceu nos casos em que as comissárias trabalhavam muito, voando em média 74 horas mensais.

As únicas restrições para mulheres grávidas são feitas nos últimos estágios da gravidez. Algumas empresas sequer admitem a bordo mulheres com mais de 36 semanas de gestação, para evitar que deem à luz durante o voo.

Incríveis habilidades humanas

1) Superprovadores

São aquelas pessoas que têm o sentido gustativo superdesenvolvido. Elas têm mais papilas gustativas em suas línguas. Entre os cinco tipos de sabores (doce, azedo, salgado, amargo e agradável), os superprovadores geralmente são mais sensíveis ao amargo e, provavelmente, não apreciarão comidas amargas como couve-de-bruxelas, repolho, café e suco de pomelo.

2) Superafinados

Pessoas com um bom sentido de afinação são capazes de identificar e reproduzir uma nota corretamente sem precisar de qualquer referência. Em outras palavras, elas se lembram exatamente dos tons e os reproduzem perfeitamente. As opiniões divergem se esse sentido de afinação é uma habilidade genética ou aprendida. Cerca de 3% da população nos Estados Unidos e Europa são dotados dessa habilidade, mas entre os músicos essa proporção sobe para 8%. Um fenômeno impressionante é o fato de que nos conservatórios de música do Japão, aproximadamente 70% dos músicos possui superafinação. É também mais comum em cegos de nascença, ou pessoas autistas.

3) Tetracromismo

É a habilidade de enxergar a luz a partir de quatro fontes distintas. O verdadeiro tetracromismo em seres humanos é bastante haro — acredita-se que apenas duas pessoas dotadas dessa habilidade tenham sido identificadas. Os humanos geralmente são tricrômatas, sendo dotados de três tipos de células cônicas que recebem a luz da parte vermelha, verde ou azul do espectro de cores. Tetracrômatas são equipados com um tipo extra de receptor cônico, entre o vermelho e o verde (da gama do laranja), que permite enxergar um número muito maior de cores no espectro. Curiosamente, o daltonismo nos homens pode ser herdado de mulheres com tetracromismo.

4) *Ecolocalização*

Os morcegos voam no escuro usando ecolocalização. Eles emitem um som, esperam que o eco volte, e utilizam esse som de retorno para determinar a distância do objeto. Os seres humanos, surpreendentemente, são capazes de usar a ecolocalização. Pessoas cegas aprendem como dominar essa habilidade, apesar de levar tempo e requerer uma sensibilidade mais apurada para poder identificar o retorno do som.

5) *Quimerismo genético*

Homero, na grande obra *A Ilíada*, descreve uma criatura que possui partes dos corpos de diferentes animais: a quimera. Vem daí o termo quimerismo. O quimerismo genético foi diagnosticado pela ciência como sendo um caso raro em que uma única pessoa nasce com dois perfis genéticos diferentes. O fenômeno ocorre quando dois embriões se fundem no útero logo no início da gravidez, formando um único embrião a partir da fusão de dois óvulos e dois espermatozoides, originando um indivíduo com dois conjuntos diferentes de células. Cada um desses conjuntos traz uma versão do DNA dos pais, sendo assim geneticamente distinto. Quando se mesclam, cada conjunto de células retém seu perfil genético e o embrião resultante se torna uma mescla dos dois. Desconcertantemente, a quimera humana é o seu próprio gêmeo. Pessoas quiméricas também possuem sistemas imunológicos que as tornam tolerantes a duas populações geneticamente distintas de células, o que significa que uma quimera possui um espectro muito maior de possíveis doadores, caso venha a necessitar de um transplante.

6) Sinestesia

Significa experimentar sensações de maneiras pouco usuais, como associar números ou letras a certas cores, ou ouvir uma palavra específica que dispara uma sensação gustativa particular. É geralmente genética e a forma grafêmica (letras, números ou outros símbolos) é a mais comum. Outros indivíduos sinestésicos podem experimentar sequências especiais (em que as datas têm uma localização precisa no espaço), personificação ordinal linguística (os números têm personalidade) ou sinestesia som-cor (os tons são percebidos como cores). As pesquisas sugerem que uma em cada 23 pessoas possui alguma forma de sinestesia.

7) Calculistas mentais

Embora existam muitas pessoas treinadas para realizar cálculos mentais com extrema rapidez, a habilidade natural encontrada em alguns tipos de autismo é bastante impressionante. Essas pessoas são propensas a fazer os mais incríveis cálculos mentais. Existem menos de cem desses gênios, identificados como calculistas mentais, e um número menor ainda é capaz de usar essas técnicas. Pesquisas apontaram que essas pessoas têm a parte do cérebro responsável pelos cálculos matemáticos seis ou sete vezes mais irrigada de sangue que o normal.

8) Memória eidética

É também conhecida como memória fotográfica. Pessoas com essa habilidade podem recordar sons, imagens ou objetos com extrema precisão. Os exemplos incluem um homem que recitava de memória as primeiras 100 mil casas decimais do Pi, e um outro, que inspirou o personagem Raymond Babbitt do filme *Rain Man*, que conseguia recordar 12 mil livros de memória. A despeito da propaganda de alguns cursos oferecidos pela internet, ninguém pode adquirir essa habilidade por meio de treinamento e prática.

9) *Células imortais*

Existe apenas um caso conhecido de uma pessoa que possuía células imortais, ou seja, células que podiam se dividir indefinidamente fora do corpo. Em 1951, uma mulher de nome Henrietta Lacks morreu de câncer no colo do útero, com a idade de 31 anos. Um cirurgião retirou uma amostra do tecido do tumor e esta continuou se propagando indefinidamente, numa linhagem de células batizada com o nome de células HeLa. Essas células possuem uma versão ativa da enzima telomerase envolvida na reparação e envelhecimento, e também proliferam de maneira anormalmente rápida. As células HeLa foram usadas por Jonas Salk para desenvolver a vacina antipólio, e têm sido empregadas, desde então, em diversas pesquisas sobre câncer, aids, efeitos radiativos e substâncias tóxicas, bem como mapeamento genético. Interessante notar que existem hoje mais células HeLa vivas do que quando a própria Henrietta Lacks estava entre nós.

É verdade que podemos ter varizes nas veias da vulva? Estou grávida e venho sentindo dores nessa região. Meu médico diz que pode ser por problemas nessas veias.

É possível que você esteja com veias varicosas vulvares, que são as varizes que aparecem na região vulvar. Elas costumam causar dores e irritação, que pode ser intensa. Vão se tornando ainda mais intensas à medida que a gravidez avança. Essas varizes são causadas por um processo similar às varizes das pernas, mas, neste caso, são causadas pela maior pressão provocada pelo útero aumentado, que obstrui o fluxo sanguíneo de retorno, causando uma pressão cada vez maior sobre as veias. O corpo pode funcionar perfeitamente sem essas veias, porque você possui outras veias que desempenham a mesma função, mas as varizes são muito visíveis e, em geral, desconfortáveis. Inchaço da vulva e aumento do fluxo sanguíneo na região pélvica são característicos da gravidez e podem também ser a causa desses sintomas, assim como algumas infecções comuns, como a candidíase. Nestes casos, os sintomas devem desaparecer assim que o bebê nascer.

> **Você sabia?** Durante a gravidez, o útero da mulher expande, em média, até 500 vezes seu tamanho normal.

Com quanto tempo posso fazer um teste de gravidez?

Os testes de gravidez são elaborados para detectar a presença do hormônio humano da gravidez, a gonadotrofina coriônica (HCG). Com a gravidez, a quantidade de HCG no corpo da mulher aumenta abruptamente nos primeiros estágios, assim, um teste doméstico pode detectar a presença do hormônio na urina. O teste pode ser realizado a partir do dia em que a menstruação deveria ter vindo. Contando o número de dias entre o primeiro da última menstruação até um dia antes da data estimada do próximo período, você terá o tamanho do seu ciclo normal. Se não souber a data provável da próxima menstruação, espere pelo menos 19 dias após a última relação sem contraceptivo antes de fazer o teste. Se o resultado der negativo, mas ainda assim não estiver convencida, espere mais três dias antes de fazer novo teste. Pode ser que a concepção tenha acontecido mais tarde do que você pensou, e ainda não houve quantidade suficiente de HCG na urina para aparecer no primeiro teste.

Outras dicas de uma possível gravidez são mamas aumentadas ou doloridas, náusea, tontura, gosto amargo na boca e uma sensação de que a menstruação vai descer. São sinais típicos do início da gravidez, embora nem todas as mulheres apresentem esses sintomas.

Quanto tempo, normalmente, se leva para engravidar?

É impossível prever exatamente quanto tempo um casal levará para engravidar, uma vez que um conjunto de fatores pode interferir: idade, condições gerais de saúde, fertilidade, quando e com que frequência tem relações sexuais. Alguns casais conseguem engravidar logo nos primeiros meses de tentativa, enquanto outros podem levar muito mais tempo. Geralmente os médicos não vão indicar exames de fertilidade antes de o casal ter feito tentativas de engravidar por, pelo menos, um ano. Cerca de 9 em cada 10 casais engravidam após um ano de tentativas, e praticamente a metade dos que tentaram sem sucesso durante um ano vão conseguir engravidar no ano seguinte.

Para uma mulher entre 20-25 anos, as chances de engravidar são de 25% a cada ciclo. Para uma mulher entre os 30-35 anos, essas chances diminuem para 15% a cada ciclo. Assim, um casal na faixa dos 20 levará em média uns cinco ciclos menstruais para conseguir engravidar, enquanto casais na faixa dos 30 levarão uns nove ciclos para conseguir o mesmo intento.

Uma parteira conhecida me disse que todos os bebês têm os olhos da mesma cor ao nascer. Isso pode ser verdade?

Sim, é verdade. Os bebês, em geral, nascem com os olhos azulados. É fato que os genes herdados dos pais é que determinam a cor dos olhos de uma criança, mas, ao nascer, muitos bebês parecem ter os olhos azuis. A razão tem a ver com o pigmento melanínico que, num recém-nascido, precisa de tempo até ser totalmente depositado ou até ser escurecido pela exposição aos raios ultravioletas. Só quando isso acontece é que o bebê revelará a verdadeira cor de seus olhos.

É perigoso pegar gripe durante a gravidez? Sempre ocorrem surtos de gripe, e com a gripe suína por aí estou realmente preocupada.

A gripe é causada por um vírus que se apresenta de diferentes maneiras e com variados graus de periculosidade. Alguns desses vírus podem atravessar a placenta e infectar o bebê, como os da rubéola e da varicela, mas o vírus da gripe não está dentro desse grupo. Uma gripe forte pode fazê-la se sentir destruída, mas não afetará o seu bebê de forma alguma. Se, por acaso, você se gripar, tome Paracetamol e procure repousar. Evite Aspirina, que pode afetar o coração e o sistema circulatório do bebê. Também é recomendado consultar o médico caso você tenha uma febre inexplicavelmente alta durante a gravidez; algumas bactérias, como a listeria, podem provocar aborto ou parto prematuro, e devem ser tratadas com antibióticos.

Você sabia? Os bebês respiram muito mais rápido que os adultos — 30 a 50 vezes por minuto, enquanto em um adulto a frequência é de 15 a 20 vezes por minuto.

Por que as mulheres grávidas têm enjoos matinais? Eu tenho tido enjoos contínuos durante todo o dia, e não estou mais aguentando. O que posso fazer?

Enjoos matinais são muito mais comuns nos primeiros três meses de gravidez. Não se conhece a causa exatamente, mas acredita-se que seja pelos níveis extremamente aumentados do hormônio reprodutivo humano (gonadotrofina coriônica, ou HCG), produzido em grandes quantidades até a 12ª, 14ª semana. Outros hormônios, como estrogênio e tiroxina, também podem ser responsáveis. Mas, para a maioria das mulheres, a situação não perdura além da 12ª semana de gestação.

Se você está cansada, faminta ou estressada, a náusea pode ser pior, e, se estiver grávida de gêmeos, terá também níveis maiores dos hormônios da gravidez, que poderão, consequentemente, provocar enjoos mais intensos.

O enjoo talvez seja a condição mais comum nos primeiros estágios de uma gravidez, mas o termo "enjoo matinal" não é muito preciso porque muitas mulheres podem sentir enjoos ao longo do dia e até à noite. Existe uma forma particularmente severa dessa afecção chamada *hypermesis gravidarum*, que faz a gestante vomitar várias vezes ao dia, não a deixando comer ou beber nada sem depois vomitar. Pode requerer tratamento hospitalar.

Além disso, pelo fato de ser um aspecto tão normal da gravidez, pode ser difícil tratar a náusea. Procure repousar bastante e evitar situações geradoras de estresse. Tente se alimentar com mais frequência e em menos quantidade. Identifique quais os alimentos são mais aceitos pelo organismo e evite aqueles que pioram os sintomas. Lembre-se também de se manter bem hidratada. Alimentos ricos em vitamina B6 ou um bom suplemento vitamínico do complexo B também podem ajudar. Uma pesquisa constatou que a vitamina B6 pode ajudar a reduzir a náusea durante a gravidez, embora tenha pouco efeito inibidor sobre os vômitos. O FDA (agência norte-americana que regula alimentos e medicamentos) recomenda que o consumo de suplementos de B6 não ultrapasse 10 mg diários. Chás de gengibre, hortelã, limão e camomila também costumam ser recomendados.

Sinto uma dor excruciante no cóccix, na pelve, sobre o osso pubiano e ao longo das coxas. Estou com sete meses de gravidez e gostaria de saber o que posso fazer para aliviar essa dor.

Você está descrevendo uma condição cujo termo médico é diástase (afastamento) da sínfise pubiana*, para a qual, infelizmente, parece não haver cura. Pode surgir no pré e no pós-parto, e costuma aumentar depois dele. Banhos mornos, fisioterapia e Paracetamol podem ajudar a aliviar a dor.

* Sínfise púbica, ou pubiana, é uma articulação semimóvel e cartilaginosa que une o púbis, formando a bacia ou cintura pélvica, composta pelo sacro, cóccix e os ossos do quadril. (*N. do T.*)

A temida catapora infectou meus dois filhos pequenos. Meus amigos ficam apavorados de pegar herpes, e evitam se aproximar. Eles têm razão em temer?

Não existe possibilidade de contrair herpes a partir da catapora. Seus amigos podem pegar catapora dos seus filhos, mas apenas se ainda não tiverem imunidade à doença (por já terem tido catapora ou por terem adquirido imunidade através da mãe, na fase uterina). Seus filhos estão liberados para brincar com qualquer pessoa, exceto mulheres grávidas que ainda não tenham tido a doença, bebês recém-nascidos e pessoas com os sistemas imunológicos debilitados.

Herpes (zósten), na verdade, não é contraída de ninguém: trata-se do vírus da catapora que se aloja no organismo e é reativado, causando aquela dolorosa erupção de vesículas.

> **Você sabia?** Um bebê nascido antes da 37ª semana de gravidez é considerado prematuro. A cada dia, mais de 1.300 bebês nascem prematuramente nos Estados Unidos. O maior bebê prematuro de que se tem notícia nasceu pesando 6,7 kg e media 58,42 cm.

Podemos descobrir se um bebê é menino ou menina pela posição em que se acomoda na barriga da mãe? Sempre ouvi que barriga alta é menina, barriga baixa é menino.

A habilidade de predizer o futuro é algo que os seres humanos vêm tentando desenvolver desde que passaram a ter autoconsciência. As disputas travadas para adivinhar o sexo dos bebês antes de nascerem remontam aos tempos do famoso oráculo de Delphos, da Grécia antiga, e ao bruxo Nostradamus, famoso por seus poderes de predição. Existe, aparentemente, algo que nos impele a desenvolver técnicas de predição do sexo dos bebês, pois existem dúzias delas: o método do batimento cardíaco, o teste do anel ou aliança de casamento (dependendo da forma que a aliança gira, a mãe pode saber o sexo do bebê que está em sua barriga), a frequência e intensidade dos enjoos, sem falar na infinidade de conclusões baseadas em chaves, acne, sonhos, cor da pele e desejos.

Um dos métodos mais populares é o da altura da barriga da grávida, que você descreveu. É não é só a altura que conta; o formato da barriga também tem um papel determinante — se for espalhada e arredondada, é menina; se for estreita e pontuda, é menino.

Tem alguma verdade nisso? Bem, em 50% dos casos, sim. Milhares de pessoas podem jurar sobre a confiabilidade de qualquer um desses métodos, mas, como sempre, haverá 50% de chance de elas acertarem o sexo, menino ou menina. E sempre haverá pessoas convencidas da eficácia desses métodos.

Mas não é o sexo do bebê que vai determinar sua posição no útero da mãe, e, sim, a tonicidade e força dos músculos abdominais da gestante. Quanto mais tonificada e rígida a musculatura abdominal (seja pelo fator idade ou por condicionamento físico), mais alta a barriga. Uma mulher mais velha, ou uma mulher que já teve seus músculos abdominais distendidos por outras gravidezes, geralmente terá a barriga mais baixa.

As únicas maneiras razoavelmente acuradas de se saber o sexo do bebê são a amniocentese e a ultrassonografia, mas até o ultrassom pode falhar, caso o bebê esteja com as pernas cruzadas.

NB: Nos últimos anos, alguns testes caseiros de predição do sexo vêm sendo disponibilizados no mercado com alegação de comprovação científica. Eles, supostamente, seriam capazes de identificar o sexo dos bebês com base na composição da urina da mãe. Na verdade, existe pouca evidência científica que dê respaldo a tal pretenção.

AS MELHORES DICAS PARA AS GRÁVIDAS

1) Não fume! Pare antes de iniciar a gravidez, e mantenha-se assim durante toda ela. Não há nenhum benefício em fumar, além de o tabagismo poder causar vários problemas de saúde.

2) Beba no máximo uma ou duas doses de bebida alcoólica, uma ou duas vezes por semana. Eu aconselho as mulheres grávidas a não beberem nada de álcool nos primeiros três meses, por causa do maior risco de aborto.

3) Mantenha uma alimentação balanceada, coma muitas frutas e vegetais.

4) Abuse dos suplementos de ácido fólico, desde as tentativas de engravidar até a 12ª semana de gestação.

5) Evite os suplementos de vitamina A. Eles podem fazer mal ao seu bebê.

6) Procure evitar comer fígado (em patês, por exemplo), queijos brancos curados e gemas ou ovos crus.

Curiosidades & esquisitices

Por que apenas as mãos e os pés ficam com a pele enrugada depois de um banho prolongado, e o restante do corpo não?

A camada externa da nossa pele, a epiderme, produz uma substância oleosa — o sebo — que isola a pele da água, mas após um longo período de imersão, esse sebo é lavado e a pele começa a absorver água, fazendo com que a epiderme expanda e passe a ter maior área de superfície. Como ela está presa ao tecido abaixo dele, enruga para compensar essa expansão da superfície. Por haver menos espaço epidérmico nos seus dedos dos pés e das mãos, a pele parece mais enrugada nessas áreas; não acontece a mesma coisa no resto do corpo porque nas outras partes a pele se acomoda melhor ao estiramento da pele.

Sentar muito perto da TV pode estragar a vista e fazer a pessoa ficar com os olhos "quadrados"?

Esse é um dos maiores mitos que circulam por aí. Assistir a programas de televisão muito próximo do aparelho não prejudica a vista, porém sentar-se a menos de 1,5 m de distância da tela pode acabar cansando os músculos responsáveis pelo foco do cristalino, provocando tensão e vista cansada, com ardência e lacrimejamento nos olhos. Certifique-se, então, de estar a pelo menos 1,5 m de distância do aparelho e de que o ambiente esteja bem iluminado. É bom dar uma pausa aos olhos, fazendo a vista focalizar outras coisas durante os intervalos comerciais; assim, nenhum prejuízo de longo prazo acontecerá.

Você sabia? Quanto mais frio estiver o aposento onde você dorme, maiores são as chances de ter pesadelos. Os cientistas ainda não têm uma explicação consistente para este fenômeno, mas, se quiser evitar sonhos ruins, você deve tentar manter-se aquecido durante a noite.

O que é daltonismo?

Daltonismo é o nome que se dá para a reduzida habilidade em distinguir determinadas cores. É geralmente uma condição herdada e mais comum em homens, afetando uma a cada 20 pessoas do sexo masculino. Um número bem menor de mulheres — cerca de uma em cada 200 — é afetado. Isso se deve ao fato de estarem localizados no cromossomo X muitos dos genes envolvidos na visão das cores. Os homens possuem apenas um cromossomo X, enquanto as mulheres têm dois. Evidentemente, a probabilidade de ter os dois genes defeituosos é menor.

Na sua forma mais comum, o daltonismo se manifesta como dificuldade para diferenciar as cores vermelha e verde. Em alguns homens daltônicos, outras cores podem também estar envolvidas, mas é muito raro o daltonismo afetar a visão de todas as cores, fazendo com que a pessoa veja tudo em preto e branco.

A retina do olho possui células de detecção de cores, chamadas cones, que são necessárias para a adequada visão das cores. Existem três tipos de células cônicas: as que detectam luz vermelha, as que detectam luz azul e as que detectam luz verde. O daltonismo é resultado de falha em uma ou mais dessas células.

Em alguns casos, o daltonismo pode ser provocado por algumas doenças, como degeneração macular, ou, ainda, ser efeito colateral de certos medicamentos.

O daltonismo, ou cegueira para cores, é classificado como condição levemente incapacitante; em algumas situações, no entanto, os indivíduos daltônicos possuem vantagens sobre os de visão normal. Alguns estudos chegaram à conclusão de que indivíduos daltônicos são mais capazes de perceber certas camuflagens. É uma tese que encontra respaldo na teoria da evolução, se levarmos em consideração a altíssima frequência de daltonismo para as cores vermelha e verde.

Sempre me disseram que, se engolir o chiclete, ele permanecerá no organismo por uns sete anos. É verdade?

Não, um pedaço médio de goma de mascar, ao ser engolido, deverá ser expelido nas fezes alguns dias depois. A goma não é digerida e pode levar um pouco mais de tempo para ser eliminada do que os outros alimentos, que são digeridos e passam pelo trato intestinal em aproximadamente 24 horas. Somente no caso de uma criança muito pequena engolir um pedaço grande de goma de mascar poderá haver algum risco de provocar obstrução intestinal. Nesse caso, pode demorar mais para o chiclete ser expelido, mas nada perto de sete anos. Em casos graves, a goma de mascar pode provocar distensão intestinal e espasmos abdominais, podendo requerer remoção cirúrgica.

Por que existem poucas pessoas canhotas? Tem a ver com algum mau funcionamento do cérebro?

Cerca de 4% da população é constituída de pessoas canhotas, e existem mais homens que mulheres que se servem preferencialmente da mão esquerda. Em tempos passados, as pessoas canhotas eram vistas com suspeição, eram consideradas desastradas e trapaceiras. Daí surgiu o significado da palavra "sinistro" — que é o termo em latim para esquerdo.

Hoje, muitos estudiosos concordam que a preferência da mão é determinada por fatores biológicos e, muito provavelmente, genéticos. As duas teorias mais aceitas partem do pressuposto de que a seleção natural da espécie produziu uma maioria de indivíduos que controlam a linguagem e a fala no hemisfério esquerdo do cérebro. Pelo fato de o hemisfério esquerdo também controlar os movimentos da mão direita — notadamente os movimentos necessários para a produção da escrita —, milênios de desenvolvimento evolutivo resultaram numa população de humanos geneticamente propensa a ter o hemisfério esquerdo responsável pela fala/linguagem e pelo uso preferencial da mão direita.

A ideia da destreza da mão é curiosa porque vários determinantes e pressões externas sociais e culturais podem influenciar nesse processo. Além disso, a preferência de mão não surge como característica em outras espécies animais; parece ser exclusiva dos seres humanos.

Embora existam evidências de que a lateralidade esquerda seja mais frequente em pessoas que apresentam dificuldades em leitura, que gaguejam ou têm pouca coordenação motora, muitos desses problemas parecem derivar do fato de que, tradicionalmente, muitos indivíduos canhotos foram forçados a usar a mão direita, com a qual têm menos coordenação motora. Com efeito, existe uma lista extensa de personalidades históricas, artistas famosos e renomados atletas que eram canhotos: a rainha Vitória, Harry Truman, Michelangelo, Leonardo da Vinci, Paul McCartney, Judy Garland e Pablo Picasso são alguns exemplos.

Como se costuma dizer — talvez as pessoas canhotas sejam as únicas que têm as ideias direitas. Bem, a título de registro, eu sou canhoto.

Você sabia? As pessoas destras vivem, em média, nove anos mais que as pessoas canhotas. Isto não parece ter base genética, mas é fortemente influenciado pelo fato de que a maioria das máquinas e utensílios que usamos no dia a dia foi desenhada para os destros, o que faz com que os canhotos corram mais riscos ao manuseá-los e tenham mais chances de sofrer, em consequência, acidentes que podem vir a ser fatais.

Como se cura uma ressaca?

Não temos evidências científicas para um método preventivo ou curativo de ressacas, apesar de várias pesquisas terem sido conduzidas, tanto com medicamentos tradicionais como com não tradicionais. Como regra geral, quanto mais escura a bebida alcoólica, pior a ressaca; assim, vodka e gin não costumam provocar um dia seguinte tão terrível quanto um pileque de conhaque ou uísque. Toda bebida alcoólica desidrata o organismo, o que só vai piorar a ressaca. Então o truque de alternar um copo de água a cada dose de bebida ajuda bastante.

Minha mãe costumava me dizer para nunca deitar com os cabelos molhados, porque certamente iria me resfriar, e sempre usar chapéu no frio porque perdemos a maior parte do calor do nosso corpo pela cabeça. Isso tem algum fundamento?

Não se perde mais calor corporal pela cabeça do que por qualquer outra parte descoberta do corpo. Isso pode ser facilmente observado quando se usa uma câmera infravermelha detectora de calor. Estar com o corpo frio e úmido não provoca resfriado. Da mesma forma, você não vai pegar uma gripe se sair sem levar casaco, ou se for para a cama com a cabeça úmida. Gripes são causadas por vírus; então, uma pessoa precisa ser exposta ao vírus para pegar uma gripe.

É verdade que acontecem mais suicídios na época do Natal?

Embora se acredite que a combinação de problemas familiares, extrema solidão e depressão relacionada aos meses escuros e frios do inverno* possa aumentar o número de suicídios, não ocorre um aumento estatístico dessas mortes na época do Natal. As pessoas não ficam mais propensas a cometer suicídio nos meses escuros e frios do inverno — globalmente, de acordo com as pesquisas, os suicídios aumentam justamente nos meses mais quentes e calorentos.

Quando eu estava no hospital, a enfermeira retirava o vaso de flores do quarto todas as noites. Por quê?

Existem muitas lendas em torno de flores no hospital. Uma diz que, se você coloca em um mesmo vaso flores vermelhas e brancas, num quarto de hospital, uma pessoa internada numa enfermaria próxima morrerá. Outra lenda muito comum diz que as pessoas devem deixar os arranjos de flores dos quartos no hospital depois que tiverem alta; se levarem as flores para casa, vão acabar tendo que ser novamente internadas.

Não são essas as razões para a enfermeira retirar as flores à noite (assim espero). Algumas pessoas acreditam que flores não combinam com quartos de hospital porque elas retiram o oxigênio do ar. E as pessoas necessitam de oxigênio, especialmente as pessoas doentes! Esse mito da privação de oxigênio tem certo fundo de verdade. Enquanto as plantas absorvem dióxido de carbono e liberam oxigênio durante o dia, à noite o processo se inverte e elas absorvem mais oxigênio do que produzem, e liberam dióxido de carbono. Mas, no conjunto, as flores que estão em um aposento de hospital vão produzir mais oxigênio do que usar. Durante o

*A associação: natal, frio e meses escuros ocorre no hemisfério norte. (*N. do E.*)

dia, as plantas liberam dez vezes mais oxigênio do que utilizam à noite, então um quarto de hospital com flores vai acabar mais oxigenado que um quarto sem nenhuma planta. Faria, na verdade, muito mais sentido banir as visitas — que consomem muito mais oxigênio que os vasos de flores.

Em suma, tirar o vaso de flores é bobagem. Pelo menos uma pesquisa já demonstrou que quartos de hospital com flores fazem os pacientes se sentirem melhor. Uma pesquisa de 2008, publicada no *Journal of the American Society for Horticultural Science*, revelou que nos aposentos que continham flores ou vasos com plantas os pacientes usaram menos remédios e tiveram menos alterações na pressão sanguínea que os pacientes internados em quartos sem plantas.

A principal razão de as flores serem completamente banidas nos centros de tratamento intensivo é a proliferação de bactérias. A água em um vaso de flores pode conter perigosas bactérias, mesmo que essa fonte bacteriana não tenha sido a causadora da doença do paciente internado.

Você sabia? Somos os únicos animais que produzem lágrimas por emoção. No mundo animal, os humanos são os maiores chorões, sendo os únicos que choram depois de um dia ruim, ou por terem perdido a pessoa amada, ou por não se sentirem bem.

É verdade que nadar depois de comer dá congestão?

Esse é um mito bastante difundido. Não se tem certeza de quando ou por que os pais começaram a dizer a seus filhos para, depois das refeições, esperarem uma hora ou duas antes de nadar. Parece que se acreditava que, após uma refeição, grande parte do sangue do corpo deveria afluir para o estômago para ajudar na digestão, e não haveria sangue suficiente para também fornecer combustível para as pernas e braços do nadador, resultando em congestão.

É verdade que o sangue aflui para o estômago depois de uma grande refeição. Enquanto ela absorve nutrientes, deixa menos sangue disponível para a distribuição do oxigênio e para a remoção de toxinas e resíduos do organismo. Mas a verdade é que nós temos sangue suficiente em nosso corpo para manter toda essa atividade mesmo depois de comer. Com efeito, muitos nadadores profissionais comem alguma coisa imediatamente antes de uma grande prova para poderem contar com a reserva de energia necessária a um bom desempenho.

Os 10 transtornos psicológicos mais incomuns

1) *Tricotilomania*

Um transtorno de comportamento ou forma de autoflagelação que se caracteriza por arrancar, repetidamente, os cabelos da cabeça, dos cílios e sobrancelhas, do rosto, nariz ou região pubiana, algumas vezes causando "buracos" bem visíveis no couro cabeludo. Pode aparecer como um hábito ou vício, um tique compulsivo ou um transtorno obsessivo compulsivo (TOC). Em geral, começa a se manifestar no período da adolescência e pode ser disparado por depressão ou estresse.

2) *Oniomania*

Desejo compulsivo de comprar, também conhecido como compulsão de shopping, compulsão às compras, adição a shopping ou *shopalismo*. As pessoas afetadas podem experimentar sentimentos de intensa satisfação quando estão comprando coisas, que parece dar um sentido às suas vidas e permite esconder ou abafar os dissabores. Infelizmente, o sentimento de recompensa pessoal rapidamente esvanece e, para compensar, o viciado em compras vai novamente comprar e comprar. Em alguns casos, essas pessoas começam a esconder ou destruir os objetos comprados por se sentirem envergonhadas e culpadas.

3) *Ninfomania*

Bastante conhecida do público, a ninfomania é um desejo incontrolável por sexo, em mulheres. Agora é mais conhecido pelo termo hiperssexualidade. Esse transtorno impede o controle dos impulsos sexuais, que podem abranger todo o espectro de fantasias e comportamentos sexuais. Eventualmente, essa hiperatividade pode interferir na vida pessoal, profissional e conjugal da pessoa afetada, trazendo deterioração em todas essas esferas da vida. Quando um homem tem o mesmo tipo de transtorno, ele é denominado "satiríase".

4) Transtorno dissociativo da identidade

Anteriormente conhecido como síndrome das múltiplas personalidades, é uma condição em que uma única pessoa apresenta múltiplas e distintas identidades ou personalidades, cada uma com seu próprio padrão de percepção e interação com o ambiente. O diagnóstico requer que pelo menos duas personalidades se afirmem rotineiramente no comportamento de um indivíduo, em associação com perda de memória mais grave que os esquecimentos considerados normais. Apesar de 40 mil casos terem sido diagnosticados entre os anos 1985 e 1995, alguns terapeutas e psiquiatras afirmam que esse transtorno não existe.

5) Piblokto ou Pibloktoq

Também chamada histeria ártica ou angústia de kayak, é uma síndrome exclusiva das sociedades que vivem no Círculo Polar Ártico (esquimós, inuits etc.). Caracteriza-se por um período de agitação psicomotora intensa que pode durar de 30 minutos a 12 horas e se manifesta com mais frequência nas mulheres. Os sintomas incluem comportamentos histéricos, como gritos, descontrole agudo, agressividade, depressão, coprofagia (comer fezes), insensibilidade ao frio extremo (que faz com que as pessoas afetadas corram nuas pela neve), ecolalia (repetição sem sentido de palavras), e mais. Pode estar relacionada à intoxicação por vitamina A, substância abundante na alimentação local. Muitos pesquisadores relacionam o transtorno a ansiedades interpessoais e fatores estressantes culturalmente determinados.

6) Coprolalia

Tendência involuntária para proferir palavras obscenas ou fazer comentários considerados socialmente inadequados e depreciativos (não confundir com a síndrome de Tourette, identificada por movimentos corporais repetidos e tiques verbais). A pessoa acometida não consegue evitar verbalizar palavras consideradas obscenas ou enunciar frases ou expressões consideradas tabus sociais (ofensas de cunho racial ou étnico) na presença das pessoas ofendidas, mesmo que esses comentários não reflitam necessariamente suas ideias e opiniões.

Alguns transtornos correlacionados à *coprolalia* por também serem designados por termos do idioma grego (cropo = fezes, dejetos fecais; lalia = tagarelice, conversa sem sentido) são: *copropraxia* (copro = fezes; praxia = ação), que se traduz em atos descontrolados ou gestos obscenos e proibidos socialmente; *coprografia* (copro = fezes: grafia = escrita), que consiste em escrever ou desenhar obsessivamente palavrões ou conteúdos obscenos.

7) Síndrome dos franceses saltadores do Maine

Um transtorno raro; foi originalmente descrito em 1878. Um indivíduo que sofra desse transtorno possui uma alteração genética que impede que os sinais de excitação sejam regulados adequadamente pelo sistema nervoso, provocando diversos comportamentos bizarros e atípicos quando leva um susto ou tem um sobressalto. Isso significa que um simples susto pode provocar no "francês saltador" uma reação anormalmente desproporcionada e repentina (berros, crispações, movimentos involuntários nas pernas e, algumas vezes, convulsões). Essas reações foram observadas em lenhadores franco-canadenses em Moosehead Lake, no estado do Maine (EUA).

Outra anormalidade curiosa provocada pelo transtorno é o reflexo automático de obedecer a qualquer ordem ou comando que seja dado repentinamente. Se alguém gritar, por exemplo, para atirar fora um objeto, o francês saltador cumprirá a ordem imediatamente, quer ele queira ou não fazer isso. Da mesma forma, se receber um comando para ferir alguém, o saltador o fará, mesmo que a pessoa em questão seja algum ente querido.

8) Despersonalização

Um transtorno bastante estranho em que a pessoa sente como se estivesse vivendo em um mundo de fantasia. Algumas pessoas que sofrem desse transtorno descrevem-no como se estivessem se vendo na televisão ou no cinema, não tendo qualquer controle sobre o que fazem. Pode ser produzido como um efeito desejado de algumas drogas ou alucinógenos, mas o termo geralmente se refere a formas graves desse comportamento encontradas em surtos de ansiedade e ataques de pânico. Pode também provocar perda de identidade, o que justifica o nome dado a essa condição.

9) Delírio de Cotard

Transtorno psiquiátrico grave no qual a pessoa tem uma crença delirante de que está morta, que deixou de existir, ou que perdeu todo o sangue de seu corpo ou os órgãos internos, ou seja, é a negação do corpo vivo. É o caso, por exemplo, de um indivíduo que pedia para ser enterrado porque o seu corpo já cheirava mal. Em alguns casos raros pode incluir delírios de imortalidade. O nome é dado em homenagem a Jules Cotard, neurologista francês que descreveu pela primeira vez a condição, em 1880, denominando-a "delírio de negação" (*délire de négation*), já que a negação do corpo vivo é o que leva o doente a se sentir um cadáver, embora ainda esteja vivo.

10) Zoo-sadismo

Refere-se ao prazer mórbido, muitas vezes sexual, derivado de atos de crueldade e sadismo com os animais. O zoo-sadismo integra a tríade de comportamentos que precedem um comportamento sociopático. Existem vários relatos de flagelação de cavalos com conotações sexuais e, de modo geral, a conexão entre atos de sadismo com animais e práticas sádicas com seres humanos tem sido bastante investigada e identificada. Trinta e cinco por cento dos assassinos afirmam ter torturado animais quando crianças, e alguns confessam práticas de bestialidade (sexo entre humanos e animais). Quarenta e seis por cento desses sociopatas relatam terem abusado de animais na adolescência, e muitos assassinos de vítimas do sexo oposto demonstram interesse em atos e práticas zoo-sexuais.

Se pisar em um prego enferrujado, uma pessoa corre o risco de pegar tétano?

Esse mito é parcialmente verdadeiro: pisar em um prego ou metal enferrujado pode potencialmente causar tétano. Mas, da mesma forma como em um prego perfeitamente limpo, ou em uma agulha de costura ou sendo arranhado por algum animal.

O tétano é causado por uma bactéria conhecida pelo nome de *Clostridium tetani*, comumente encontrada na terra, na poeira e nas fezes dos animais. Por ser uma bactéria muito presente no solo e nos adubos orgânicos, os jardineiros e pessoas que trabalham em agricultura acabam correndo um risco maior de se expor a elas. Com efeito, muitos agricultores devem ter boa quantidade dessas bactérias em sua pele.

Na pele ou no solo, a *C. tetani* não é perigosa, porque ela só se reproduz em ambientes sem oxigênio. Mas uma ferida, como a que costuma acontecer em consequência de uma pisada em um prego, pode fornecer esse campo propício. Uma vez na ferida, a *C. tetani* libera uma neurotoxina conhecida como tetanospasmina, que talvez seja a segunda toxina mais poderosa, depois da botulínica. A ferrugem não é, em si mesma, hospedeira de C. *tetani*; mas, se um prego esteve por muito tempo exposto ao ar e à umidade e enferrujou, provavelmente já teve tempo de entrar em contato com solo contaminado pela bactéria. As asperezas da ferrugem oferecem ao solo contaminado um lugar para se esconder, e a ferida profunda provocada pelo prego oferece ao *C. tetani* espaço para fazer o seu trabalho.

Você sabia? Os coalas e primatas são os únicos animais com digitais realmente únicas. Humanos, macacos e coalas são as únicas espécies animais que possuem pequenas linhas estampadas nos dedos das mãos. Algumas pesquisas realizadas com primatas sugerem que mesmo indivíduos clonados possuem impressões digitais singulares.

Cabelos e unhas continuam a crescer depois da morte? Já ouvi histórias de caixões arrombados em que os defuntos tinham as unhas mais compridas do que quando foram enterrados, mas será que isso acontece mesmo? Caso seja verdade, como acontece?

As unhas e o cabelo não continuam a crescer depois que morremos, mas podem, de fato, parecer mais compridos. Isso porque a pele desidrata e se retrai nas áreas da matriz das unhas e do couro cabeludo, deixando mais expostos o cabelo e as unhas. Mas não crescem depois da morte. Uma vez que morremos, continuamos mortos. Todos nós.

Por que o catarro é verde?

As pessoas costumam me perguntar se eu ainda acho que existem coisas verdadeiramente repugnantes ou se eu já estou totalmente imunizado. A resposta é sim, eu ainda encontro algumas coisas repugnantes e asquerosas: pés cheios de bicho, catarro, e por aí vai. Ao responder sua pergunta já começo a me contorcer. O catarro não é, necessariamente, verde o tempo todo — normalmente só fica com essa coloração quando a pessoa está gripada. O catarro de uma pessoa saudável é normalmente branco ou claro, e, nos estágios iniciais da gripe, ele ainda pode se apresentar assim, apenas mais abundante. Muco marrom ou marrom acinzentado é comum em fumantes por conta das partículas de alcatrão que aderem ao muco. Um catarro com cor de ferrugem ou com sinais de sangue pode sinalizar uma doença mais séria, como pneumonia, ou sangramento das vias aéreas, que pode ser sintoma de câncer. E temos a variedade verde, presente em casos de infecção. Catarro verde tem a ver com os processos imunológicos que acontecem com a gripe. O muco presente no nariz atua como barreira contra os germes, poeira e outras substâncias nocivas que respiramos aos montes a cada dia. Tudo isso é capturado pelo muco e, caso necessário, esses agentes nocivos são destruídos por nosso sistema imunológico. As chamadas células neutrófilas combatem os agentes patogênicos invasores, envolvendo-os e destruindo-os por meio de poderosas enzimas digestivas. Algumas dessas enzimas — como a lactoferrina — precisam de ferro para otimizar sua atividade. Outra enzima, chamada mieloperoxidase, produz o antisséptico químico ácido hipoclorídrico, o mesmo que usamos em nossas casas para alvejar e desinfetar piscinas e ambientes. É interessante notar que enzimas bastante similares são encontradas no wasabi — aquele tempero esverdeado e picante muito utilizado na culinária japonesa. O engraçado é que também não gosto de wasabi nem um pouco! Assim, quando a pessoa está gripada, o catarro fica verde por conta do ferro utilizado para combater a gripe — e os componentes ferrosos são sempre verdes.

Normalmente sinto cócegas quando alguém me toca, mas por que eu não consigo provocar cócegas em mim mesmo?

Nem as pessoas mais coceguentas entre nós têm a capacidade de fazer cócegas em si mesmas. A razão disso é que nosso cérebro consegue antecipar a informação de que algo irá nos tocar, como os dedos que já estão em movimento. Pelo fato de saber ou poder pressentir de que direção virá o toque, o cérebro responde de uma maneira diferente.

Você sabia? Nossos ouvidos secretam mais quantidade de cera quando estamos assustados do que em estado normal. Substâncias químicas e hormônios liberados pelo sentimento de medo podem produzir efeitos invisíveis no corpo, sob a forma de cera nos ouvidos. As pesquisas apontam que o medo provoca maior produção de cera nos ouvidos, embora ainda não se saiba bem o porquê.

Existe o verdadeiro hermafroditismo? Um verdadeiro hermafrodita pode engravidar a si mesmo?

Um verdadeiro hermafrodita deveria ser mais corretamente designado como uma pessoa intersexual. Em termos estritos, a intersexualidade designa pessoas nascidas com genitais e/ou características sexuais secundárias que fogem dos padrões socialmente determinados para os sexos masculino e feminino, tendo, parcial ou completamente, desenvolvidos ambos os órgãos sexuais, ou com um predominando sobre o outro. É uma condição quase sempre determinada por uma alteração genética. Como as gônadas — testículos nos homens e ovários nas mulheres — se formam a partir da combinação de partes masculinas e femininas, podem nascer mulheres sem vagina ou pessoas dotadas de pênis e vagina. Um caso particularmente incomum de pessoa intersexual é conhecido como quimera, que é resultado de uma hibridação genética de um embrião masculino e um feminino, formando um indivíduo.

Mas, quanto à pergunta — se uma pessoa intersexual pode se autoengravidar —, eu diria que para uma gravidez acontecer são necessários um espermatozoide, um óvulo, uma forma de os dois se encontrarem, um útero para o desenvolvimento do feto, e níveis adequados de hormônios para manter a gestação. A maioria das pessoas intersexuadas não consegue atender a todos esses critérios básicos. É pouco comum encontrar um ovário em funcionamento normal numa pessoa intersexuada, e menos comum ainda são testículos que funcionem (apesar de não serem impossíveis de encontrar). Porém, encontrar alguém que tenha ovário, testículo e tudo o mais operando normalmente é extremamente raro. Nos casos de intersexualidade encontramos, tipicamente, um mix de partes de órgãos femininos e masculinos, mas não dois conjuntos completos de órgãos femininos e masculinos.

Lembro-me de ter ouvido em uma palestra alguém dizer que respiramos por uma narina de cada vez. Se isso for verdade, por que temos duas narinas?

É impressionante, mas é verdade, e esse fenômeno foi percebido e explicado em 1895 por um camarada chamado Kayser, um rinologista alemão de Breslau. Ele descobriu que os seres humanos possuem um ciclo respiratório determinado pelo congestionamento e descongestionamento das veias que revestem o nariz. Essas veias formam um tecido esponjoso bastante similar ao tecido erétil do pênis, particularmente bem desenvolvido na parte superior do septo nasal e nas turbinas inferiores (passagens nasais baixas).

Durante o dia, elas vão alternando a cada quatro horas, aproximadamente, de forma que os vasos ingurgitados bloqueiam primeiro uma narina, depois a outra. Isso significa que normalmente não respiramos usando igualmente as duas narinas: uma narina está sempre mais aberta e tem um maior fluxo de ar.

Mas nem todos os narizes funcionam assim. Esse processo se verifica em 85% das pessoas, e pode ser afetado pela posição (por exemplo, se estamos sentados, de pé ou deitados), alergias e infecções das vias aéreas superiores.

As culturas orientais conhecem esse fenômeno há muito mais tempo que nós, ocidentais. Ele é central em várias práticas e exercícios respiratórios, como o pranayama, na yoga e várias outras técnicas respiratórias presentes na medicina alternativa.

> **Você Sabia?** Em 30 minutos seu corpo libera calor suficiente para esquentar cerca de 2 l (quase meio galão) de água. Se você já viu *Matrix*, está consciente da energia potencial gerada pelo corpo humano. Nossos corpos gastam uma grande quantidade de calorias para nos manter com uma temperatura constante em torno de 37°C (98,6° F), o suficiente para esquentar água ou até mesmo cozinhar macarrão.

Por que se diz que a água de coco é a "água da vida"?

Algumas culturas chamam-na água da vida e parece que não estão de todo erradas. É impressionante, mas a água de coco tem o mesmo nível de balanceamento eletrolítico que o nosso sangue. Vem sendo usada, com efeito, em várias situações de emergência como hidratação intravenosa para os casos de ausência de fluido padrão IV. É rica em potássio, cloreto e cálcio, e pode, de fato, ser usada em situações que requeiram aumento de eletrólitos. É um substituto bastante próximo do plasma sanguíneo por ser estéril, fresca, facilmente absorvida pelo organismo e não destruir os glóbulos vermelhos.

Por que eu espirro quando saio de um aposento escuro e recebo a luz do sol?

Normalmente, o espirro é um mecanismo por meio do qual o corpo reage a agentes irritantes. Mas algumas pessoas espirram por outras razões. Uma delas é conhecida pelo nome de "espirro de reflexo fótico", que provoca o espirro após a repentina exposição à luz forte. Pode ser chamado também espirro solar, espirro fotogênico e reflexo fotoesternutatório, bem como alergia ao sol. A denominação mais impressionante que encontrei para esse reflexo é síndrome autossômica dominante desencadeadora de irrupção hélio-oftálmica — cuja abreviação é ACHOO*. Não estou brincando; essa síndrome afeta entre 18% a 35% da população humana.

A causa provável desse reflexo é um embaralhamento de sinais nervosos no quinto nervo craniano — chamado nervo trigêmeo —, responsável pelos espirros e também pelo nervo ótico. Os cientistas chamam esse fenômeno de "conversa cruzada", o que simplesmente designa a mútua interferência entre dois nervos próximos e correlacionados. O nervo trigêmeo tem ramificações nervosas que alcançam várias partes da face, incluindo partes dos olhos e do nariz, as cavidades ou sinos nasais e o palato. Quando os nervos se embaralham, a "conversa cruzada" acontece e os sinais que entram no nervo ótico em reação à luz forte estimulam também o nervo trigêmeo, provocando o espirro.

* Sigla para a expressão em inglês: Autosomal Dominant Compelling Helio-ophtalmic Outburst Syndrome. (*N. do T.*)

Índice remissivo

Índice Remissivo

ANOTAÇÕES

ANOTAÇÕES

ANOTAÇÕES

ANOTAÇÕES

*O texto deste livro foi composto em Sabon,
desenho tipográfico de Jan Tschichold de 1964,
baseado nos estudos de Claude Garamond e
Jacques Sabon no século XVI, em corpo 11/15.
Para títulos e destaques, foi utilizada a tipografia
Frutiger, desenhada por Adrian Frutiger em 1975.*

*A impressão se deu sobre papel off-white
pelo Sistema Cameron da Divisão Gráfica
da Distribuidora Record.*